血液系统典型病例诊疗解析

宋永平　魏旭东　主编

河南科学技术出版社

·郑州·

图书在版编目（CIP）数据

血液系统典型病例诊疗解析/宋永平，魏旭东主编.—郑州：河南科学
技术出版社，2018.10

ISBN 978-7-5349-9379-4

Ⅰ.①血…　Ⅱ.①宋…　②魏…　Ⅲ.①血液病－诊疗　Ⅳ.①R552

中国版本图书馆CIP数据核字（2018）第229741号

出版发行：河南科学技术出版社

　　　　　　地址：郑州市经五路66号　　邮编：450002

　　　　　　电话：（0371）65788613　65788625

　　　　　　网址：www.hnstp.cn

策划编辑：李喜婷　范广红　胡　静

责任编辑：胡　静

责任校对：董静云　韩如月

封面设计：张　伟

责任印制：朱　飞

印　　刷：河南新华印刷集团有限公司

经　　销：全国新华书店

开　　本：890 mm×1 240 mm　1/32　印张：4.75　彩插：8　字数：154千字

版　　次：2018年10月第1版　　2018年10月第1次印刷

定　　价：49.00元

编写人员名单

主　编　宋永平　魏旭东

编　委　（按姓氏笔画排序）

王　倩　　尹青松　　艾　昊　　朱兴虎

刘丽娜　　刘星辰　　刘新建　　米瑞华

杜建伟　　李　珍　　李玉富　　李梦娟

宋永平　　汪　萍　　张文林　　张龑莉

陈　琳　　林全德　　周　虎　　周　健

周可树　　房佰俊　　赵　瑞　　赵慧芳

祖璎玲　　袁芳芳　　桂瑞瑞　　高　雪

姬利云　　符粤文　　梁利杰　　董丽华

熊媛媛　　魏旭东

秘　书　汪　萍

序

　　血液学具有涵盖范围广、知识更新快的特点，近年来精准医疗概念的提出，要求临床医生不仅需要具备扎实的临床诊疗技能，还需要重视临床经验的不断积累与总结。本书从河南省血液病研究所的经治病例入手，就血液系统疾病和造血干细胞移植治疗过程中出现的疑难病例及并发症的诊治进行了重点分析阐述。对个例的诊治资料进行了全面的收集、评估，并对治疗策略的制订进行了详细生动、深入浅出的论述。每个病例导出的专业重点和难点突出，相应的诊疗策略分析既结合了疾病的相关理论和经验性诊治，又能够引用国内外循证医学的最新进展及相关指南，从而可使血液科临床医生从这些实战案例中受到启发并借鉴到日常临床诊治过程中，提高自身的临床思维能力和诊疗水平。本书实用性强，可供临床医生参考，也可作为住院医师和实习医生的培训教材。

王德炳

前　言

　　我们在临床实践中遇到的病例可谓千变万化，而作为临床医生的责任，就是根据患者的不同症状、体征并结合相关检查给出正确的疾病诊断和个体化的治疗方案。近年来，分子生物学、免疫学等基础学科的快速发展，使得血液病在诊断和治疗领域取得了许多突破性的进展。为了能够对血液科医生的临床诊疗工作有所启发与帮助，我们结合本团队多年临床工作经验和国内外最新的权威指南、文献资料，组织团队里一批兼具扎实理论功底和丰富临床经验的血液科临床医生编写了此书。

　　本书涵盖了30余例河南省肿瘤医院血液科暨河南省血液病研究所近年来经治病例中较典型的病例，通过个例所呈现的发病、诊断或治疗特点，对相关专业问题进行系统详细的分析、阐述。每个病例在病例简介中对发病特点、治疗经过及患者病情转归进行介绍。在诊疗策略分析中对诊治过程中病例相关的重点和难点进行较深入的分析和探讨，其中不仅结合了疾病的相关理论和诊治经验，还引用了国内外相关循证医学证据及权威诊治指南，使临床医生能够从我们的实际案例中，对在诊断和治疗上有疑点、难点的病例及复杂并发症的诊治上得到启示，并能够了解、掌握新型诊断技术和治疗手段在血液科的应用，进一步推广血液科疾病规范化和个体化的诊疗理念。

　　本书旨在启发临床诊疗思维，所涵盖的病例仅就我们临床工作中遇到的部分发病或治疗具有一定特点的病例进行了重点解析。

　　本书的编写人员均来自血液病临床一线，临床工作繁忙，加之限于知识范围和学科更新，本书的编写和涉及的观点可能存在疏漏和局限之处。尽管如此，仍希望我们平时工作中的积累和领悟能够为血液科同道提供些许帮助。不足之处，敬请同仁不吝赐教，以促改进。

编　者

目　录

一、急性白血病及其并发症的诊断和治疗

1.急性髓系白血病并发肺癌1例

病例简介

患者男性，60岁，2014年8月17日因"间断发热4d"至当地医院查血常规：白细胞（WBC）16×10⁹/L，血红蛋白（Hb）96g/L，血小板（PLT）91×10⁹/L。外周血片：原始粒细胞57%，考虑"急性白血病?"。为进一步诊治，8月21日至我院就诊，查血常规：WBC 11.2×10⁹/L，Hb 88g/L，PLT 76×10⁹/L。骨髓象：增生极度活跃，粒系增生极度活跃且核浆发育不平衡，异常中幼稚粒细胞占75.2%，过氧化物酶（POX）染色强阳性，符合急性髓系白血病（AML）-M2b骨髓象。外周血片：粒系比例偏高，其中异常中幼稚粒细胞占63%。流式免疫分型：异常的髓系细胞群占有核细胞的56.8%，表达CD34、CD117、HLA-DR、CD38、CD13、CD123，强表达CD56，弱表达cMPO，不表达CD15、CD14、CD64、CD11b、CD19、CD2、CD7、CD10、CD20、CD11c、CD3、CD4、CD5、CD16、CD36，符合AML表型。融合基因*AML1-ETO*：0.9。基因突变：*CEBPA*、*FLT3/ITD*、*FLT3/TKD*、*NPM1*、*C-kit*均阴性。染色体：45，X，-Y，t（8；21）（q22；q22）。胸部CT：右肺团块状密度增高影，报告考虑炎性改变（图1A）。彩超及心电图：无异常。诊断：①急性髓系白血病（AML）-M2b；②肺部感染。

2014年8月22日予HAG方案化疗，具体：高三尖杉酯碱（HHT）3mg，第1~7天；阿糖胞苷（Ara-C）20mg，每12h 1次，第1~24天；粒细胞集落刺激因子（G-CSF）150μg，每12h 1次（依据血常规调整）。9月2日复查骨髓象（化疗第12天）：增生活跃，异常中性中幼稚粒细胞占78%。外周血片：异常中性中幼稚粒细胞占7%。9月13日复查骨髓象（化疗第23天）：增生减低，异常中性中幼稚粒细胞占5.5%。外周血片：未见异常中性中幼稚粒细胞。9月15日停止化疗。诱导缓解化疗期间先后静脉滴注头孢西丁钠（信希汀）、亚胺培南西司他丁钠（泰能）

抗细菌和伏立康唑（丽福康）抗真菌治疗。9月13日复查胸部CT：右肺团块较前缩小（图1B）。9月22日复查骨髓象：增生活跃，未见异常中性中幼稚粒细胞。外周血片：未见异常中性中幼稚粒细胞。融合基因 *AML1-ETO*：0.032。9月29日予"大剂量阿糖胞苷（HD-Ara-C）2.5g，每12h 1次，第1~3天"方案化疗，过程顺利。10月24日骨髓象：增生明显活跃，未见异常中性中幼稚粒细胞。外周血片：未见异常中性中幼稚粒细胞。融合基因 *AML1-ETO*：0.001 4。予"替尼泊苷（VM-26）50mg，第1~3天；Ara-C 2.5g，每12h 1次，第1~3天"方案化疗。11月14日患者发热，体温热峰38.5℃，阵发性干咳。血氧饱和度（SpO_2）98%，中性粒细胞 $0.05×10^9/L$。胸部CT：双肺多发斑片状密度影（图1C），静脉滴注头孢哌酮钠舒巴坦钠（舒普深）、伏立康唑抗感染治疗，体温得到控制。11月20日复查胸部CT：双肺多发斑片状密度影较前缩小、减少（图1D）。中性粒细胞 $2.8×10^9/L$。停上述抗生素，换用伏立康唑片（莱立康）200mg，每日2次，口服，序贯抗真菌治疗。11月28日骨髓象：增生明显活跃，未见异常中性中幼稚粒细胞。外周血片：未见异常中性中幼稚粒细胞。融合基因 *AML1-ETO*：阴性。予"依托泊苷（VP-16）100mg，第1~3天；Ara-C 200mg，第1~7天"方案化疗，过程顺利。2015年1月5日骨髓象：增生明显活跃，未见异常中性中幼稚粒细胞。外周血片：未见异常中性中幼稚粒细胞。融合基因 *AML1-ETO*：0.003 4。2015年1月7日予"HD-Ara-C 2.5g，每12h 1次，第1~3天"方案化疗，过程顺利。2月26日骨髓象：增生活跃，未见异常中性中幼稚粒细胞。外周血片：未见异常中性中幼稚粒细胞。融合基因 *AML1-ETO*：0.001 5。予"HD-Ara-C 2.5g，每12h 1次，第1~3天"方案化疗，过程顺利。5月15日患者发热，体温热峰39℃，阵发性咳嗽，咳少量白色黏痰。SpO_2 99%，中性粒细胞 $2.3×10^9/L$。胸部CT：右肺团块状密度增高影较前增大（图1E），静脉滴注哌拉西林钠他唑巴坦（联邦他唑仙）、伏立康唑抗感染，体温得到控制，咳嗽缓解。5月28日复查胸部CT：右肺团块状密度增高影较前缩小（图1F），停上述抗生素，换用伏立康唑片200mg，每日2次序贯抗真菌治疗。5月21日骨髓象：增生活跃，未见异常中性中幼稚粒细胞。外周血片：未见异常中性中幼稚粒细胞。融合基因 *AML1-ETO*：阴性。5月31日予"HD-Ara-C 2.0g，每12h 1次，第1~3天"方案化疗，过程顺利。9月6日骨髓象：增生明显活跃，未见异常中性中幼稚粒细胞。外周血片：未见异常中性中幼稚粒细胞。融合基因*AML1-ETO*：阴性。予"阿克拉霉素（Acla）20mg，第1~4天；Ara-C 200mg，第1~7天"方案化疗，过程顺利。12月8日骨髓象：增生明显活跃，未见异常中性中幼稚粒细胞。外周血片：未见异常中性中幼稚粒细胞。融合基因*AML1-ETO*：阴性。胸部CT：右肺上叶团块状密度增高影较前明显增大（图1G）。行CT引导下右上肺肿物穿刺，病理检查示：CK5/6+、CK7-、NapsinA-、P40-、Ki-67+60%、CD56-、SyN-、TTF-1-，提示低分化鳞癌。完善头颅CT平扫、ECT和彩超未发现转移灶。诊断为"右上肺低分化鳞癌，T2bN0M0 ⅡA期"。经多学科会诊后，12月28日行右上肺癌局部精准放疗，过程顺利。2016年3月14日胸部CT示：右上肺团块密度增高影较前明显缩小（图1H）。3月30日骨髓象：增生明显活跃，未见异常中性中幼稚粒细胞。外周血片：未见异常中性中幼稚粒细胞。融合基因*AML1-ETO*：阴性。

诊疗策略分析

多原发癌（MPC）是指不同器官或同一器官发生不同细胞类型的多发性原发肿瘤，其在肿瘤患者中的发生率为0.73%~11.7%。根据两种恶性肿瘤的诊断时间相隔长短分为同时性多原发癌（SMPC）和异时性多原发癌。SMPC两种肿瘤的诊断间隔时间在6个月内，发病率低，文献报道较少，其中血液系统恶性肿瘤合并实体瘤的发病率更低，为0.5%左右。SMPC的诊断标准：①每种肿瘤均证实为恶性；②发生在不同部位，两者不相连续；③排除相互转移或复发的情况；④两种原发肿瘤诊断间隔时间小于6个月。

SMPC发病的确切机制尚未完全明确，不排除二者同时发生属于巧合，但目前发现MPC患者的年龄明显高于患单一恶性肿瘤的患者。本病例亦为老年患者。考虑老年患者本身为恶性肿瘤的高发群体，而随着肿瘤诊疗水平的提高，肿瘤患者的生存期延长，其发生第二原发肿瘤的机会也随之增加。32%的MPC患者有肿瘤家族史。此外，不同部位、不同组织来源的肿瘤也可能起源于同一克隆，在不同的组织器官内进一步分化演变成不同类型的肿瘤。

血液肿瘤合并实体瘤患者情况较复杂，因实体瘤相对应的胃部不适、肺部感染、消化道出血和消瘦等症状本身就是血液肿瘤患者化疗期间常见并发症，尤其淋巴瘤和多发性骨髓瘤患者早期均可累及全身多个部位或器官，但初诊时不可能对所有病灶均进行病理检查，此时若存在SMPC，很容易被漏诊。本例患者初诊时即有肺部感染征象，因初始抗感染治疗有效，故出现了漏诊。这提醒我们对高危患者的临床症状有疑虑时，应尽早行组织穿刺病理检查，对于有条件的患者，在治疗前后均应进行PET-CT检查。

血液肿瘤合并实体瘤发生率低，老年患者多见，所有的血液肿瘤和各系统实体瘤均可发生，这需要多学科协作，从而达到早发现、早诊断、早治疗的目的。

（桂瑞瑞　张龑莉）

2.急性淋巴细胞白血病合并肝脾念珠菌病1例

病例简介

患者男性，20岁，2010年6月因"面黄、发热1周余"就诊于当地诊所，按"上呼吸道感染"给予抗细菌治疗后体温恢复正常，但仍有乏力、面黄表现，至当地医院就诊。查血常规：WBC 3.56×10⁹/L，Hb 80g/L，PLT 151×10⁹/L。行骨髓象检查示：骨髓有核细胞增生明显活跃，淋巴系异常增生，以幼稚淋巴细胞为主，占91.5%，粒系增生明显减少，红系增生极为减少，诊断为"急性淋巴细胞白血病（ALL）"，未行基因及染色体相关检查。于2010年6月14日给予VMLP方案诱导治疗，具体：长春新碱（VCR）2mg，第1天、第8天；米托蒽醌（Mito）10mg，第1~3天；左旋门冬酰胺酶（L-Asp）1万U×6d；地塞米松（DXM）10mg×14d。化疗后出现Ⅳ度骨髓抑制，WBC最低为0.5×10⁹/L。患者于7月2日再次出现发热，体温热峰达39.6℃，伴寒战、咳嗽，咳少量黑色痰，当地给予头孢哌酮钠舒巴坦钠联合甲硝唑抗感染治疗5d，体温未能控制，升级为美罗培南应用4d，体温控制不理想。7月20日查血常规：WBC 4.2×10⁹/L，Hb 60g/L，PLT 236×10⁹/L。复查骨髓象：骨髓有核细胞增生活跃，幼稚淋巴细胞1%。但患者仍间断高热，热峰波动于38.7~39.5℃。行腹部彩超检查未见明显异常。7月22日行上腹部+胸部CT平扫示：①肝及脾内多发低密度结节，建议增强扫描；②左侧胸膜增厚。

患者于2010年7月27日转入我院。体温热峰38.5℃，一日2~3次热峰，口服尼美舒利片体温可下降至正常。查体：贫血貌，神志清，精神状态尚可，全身皮肤黏膜无出血点、溃疡、红肿，双肺呼吸音清，无明显干、湿啰音，心脏听诊未见明显异常，腹软，腹部未触及包块，肝、脾肋下未及，但肝区、脾区叩击痛阳性，余腹无压痛及反跳痛，双下肢指陷性水肿。入院检查：WBC 4.23×10⁹/L，Hb 75g/L，PLT 280×10⁹/L。

丙氨酸转氨酶（ALT）49U/L，天冬氨酸转氨酶（AST）22U/L，总胆红素（TBIL）7.3μmol/L，白蛋白（ALB）25.9g/L。大小便未发现异常。甘露聚糖浓度（G试验）>125pg/mL（参考值：0~62.5pg/mL），血清真菌D–葡聚糖检测（GM）指数0.9（参考值：0~0.5）。胸部CT平扫及上腹部增强CT（2010年7月28日，图2A）：肝、脾及双肾多发低密度影，考虑白血病浸润可能性大；脾梗死；另双肺多发结节，考虑白血病浸润可能性大；双侧胸腔少量积液。彩超：肝、脾内多发实性占位。骨髓象：骨髓有核细胞增生活跃，幼稚淋巴细胞0.5%。我院给予伏立康唑静脉滴注进行抗真菌治疗，8月6日患者血培养提示"表皮葡萄球菌生长，对万古霉素敏感"，遂加用去甲万古霉素静脉滴注进行联合抗感染治疗。8月8日复查CT提示双肺结节影消失，但肝、脾、肾低密度结节影无明显改善。8月12日患者体温热峰仍波动于38~38.5℃。

患者于8月12日转入我科。改用氟康唑0.8g/d，同时联合去甲万古霉素静脉滴注进行抗革兰氏阳性球菌治疗，因患者长期发热、出汗，给予补充能量、维持水和电解质平衡等对症支持治疗。应用3d后体温逐渐下降，1周后热峰降至38.0℃以下。复查骨髓象提示ALL仍处于完全缓解（CR）状态，腰椎穿刺（简称腰穿）检查脑脊液未发现幼稚细胞。于8月21日停用去甲万古霉素，继续用氟康唑抗真菌治疗。8月23日患者体温再次升高，热峰达38.5℃，患者体温反复，加用替考拉宁继续抗革兰氏阳性球菌治疗，同时，于8月25日行肝低密度结节穿刺，8月30日结果回示穿刺物镜下见炎性坏死及变性的霉菌菌丝；穿刺物培养可见表皮葡萄球菌生长，对利奈唑胺、万古霉素等敏感。考虑细菌、真菌混合感染。用替考拉宁治疗5d后，体温热峰仍波动于38~38.3℃。调整抗感染方案，在氟康唑0.8g/d基础上应用利奈唑胺静脉滴注进行抗革兰氏阳性球菌治疗，应用第6天患者热峰仍为38.3℃，但发热间隔时间较前延长，间隔时间约为30h。9月6日，在抗感染治疗基础上给予COP方案进行巩固化疗，具体：长春地辛（VDS）4mg，第1天、第8天；环磷酰胺（CTX）0.8g，第1天、第8天；泼尼松片（PDN）60mg，第1~7天。9月15日，患者停用PDN 3d后体温波动于37℃左右。考虑感染得到控制，允许患者出院，院外继续口服氟康唑胶囊（大扶康）抗真菌治疗，2周后体温下降至37℃以下。继续口服氟康唑胶囊治疗4个月，体温维持在正常范围内，复查上腹部CT，病灶逐渐消退（图2B、图2C）。后患者按疗程进行ALL的巩固、维持治疗，目前规律复查中。2015年停止化疗。2017年1月复查仍处于持续缓解状态。

诊疗策略分析

侵袭性真菌病（IFD）是指真菌侵入人体组织、器官，并在其中繁殖，引起组织损伤及炎症反应的疾病。肝、脾的IFD多为念珠菌感染，肝脾念珠菌病（HSFD）20世纪80年代才被人们认识。血液肿瘤患者因为自身免疫功能受损、化疗药物应用、化疗后粒细胞缺乏、长期应用广谱抗生素、留置中心静脉导管等因素，成为HSFD的高危易感人群。HSFD是由血行播散形成，因肝、脾血窦丰富，病原体随血流流经其中，易滞留于肝、脾中，形成感染灶，其他血运丰富的实质性脏器如肾，同样容易受累。

影像学检查对HSFD的诊断有重要提示作用，其中CT检查表现为"脓肿样"病变，即平扫时为肝、脾多发低密度结节，增强扫描不被强化，但是在极度粒细胞缺乏或病灶较小时，普通CT平扫可能无阳性发现，而需要进行增强CT扫描。这可能与极度粒细胞缺乏症患者无法形成脓肿有关。病原学是HSFD的确诊证据，通过CT引导下行肝、脾低密度结节穿刺活检进行病理检查或穿刺物培养，得到阳性结果，是诊断HSFD的金标准。HSFD治疗的关键是足剂量、足疗程。念珠菌对氟康唑敏感，但用量要足，甚至需要超过常规剂量；因治疗时间长，需要足够耐心，同时需要密切监测，防止出现严重的脏器功能损伤。

该患者化疗后骨髓抑制期出现发热，应用碳青霉烯联合伏立康唑片抗感染治疗，体温无法控制，即使血象恢复后仍间断高热，结合G试验、GM试验结果考虑真菌感染可能性较大。胸部及上腹部CT可见双肺、肝、脾及双肾多发结节，虽然影像科医生考虑ALL浸润，但患者发病初未见白血病髓外侵犯，现骨髓穿刺（简称骨穿）检查结果提示ALL原发病为缓解状态，出现髓外侵犯可能性较小，所以肝脾及双肺的结节病灶为真菌感染灶可能性较大。我们在治疗上选用氟康唑0.8g/d，同时选用去甲万古霉素进行抗革兰氏阳性球菌治疗，二联抗感染治疗3d后，患者热峰逐渐下降，发热间隔延长，考虑抗感染治疗有效。但是在停止抗革兰氏阳性球菌治疗后体温再次升高，为明确脏器感染灶致病菌，于8月25日行肝低密度结节穿刺，穿刺物病理检查及培养明确为混合感染，乃进行针对性抗感染治疗。

　　血液病患者如果继发感染，将增加原发病的治疗难度，继续化疗可能再次削弱患者免疫力而加重感染，但单纯的抗感染治疗可能导致疾病复发。我们在抗真菌治疗的同时给予定期化疗，同时兼顾抗感染与抗白血病的治疗，使患者达到较好的治疗效果。

（陈　琳　魏旭东）

3.儿童急性淋巴细胞白血病合并重型血友病A 1例

病例简介

患儿男性，6岁，体重30kg，双侧颈部淋巴结肿大伴双侧踝关节肿痛10d，于2015年2月17日入我院。查体：轻度贫血貌，双侧耳前、枕后、腋窝、腹股沟可触及多发肿大淋巴结，最大直径约3.0cm，质硬，活动度差，无触痛，肝、脾肋缘下未触及，双下肢呈屈曲状，伸展受限，右下肢为重。初诊时血常规：WBC $2.2×10^9$/L，Hb 75g/L，PLT $246×10^9$/L，淋巴细胞89%，中性粒细胞11%。骨髓细胞学检查：原幼稚淋巴细胞76.4%。白血病免疫分型：原始、幼稚B淋巴细胞占有核细胞数22%，表达CD34、CD19、CD10、CD13，部分表达HLA-DR、CD38。融合基因：阴性。染色体核型分析：46，XY［4］。人类免疫缺陷病毒（HIV）、巨细胞病毒（CMV）、EB病毒（EBV）阴性。患儿于出生后6个月活动后反复出现皮肤瘀斑，膝、踝、肘关节肿胀伴疼痛。因子Ⅷ：C<1.0%，不规律间断输注因子Ⅷ、冷沉淀及血浆（具体用量不详）。反复出现膝关节出血。其舅父（已死亡）、姨表兄均为"血友病A"患者。诊断：①急性淋巴细胞白血病（ALL）中危；②血友病A，重型。化疗：按照《儿童急性淋巴细胞白血病诊疗建议（第四次修订）》，给予"VDLP［VCR、柔红霉素（DNR）、L-Asp、PDN］"方案化疗，PDN试验反应良好，第15、33天骨髓均达CR，第33天流式细胞术检查微小残留病（MRD）异常，B淋巴细胞占0.14%，继续给予2次CAM、4次大剂量甲氨蝶呤（HD-MTX）+巯嘌呤（6-MP）（MTX $5g/m^2$）及2次VDLD+CAM方案化疗，顺利完成前期诱导、巩固及延迟强化化疗，持续CR，MRD阴性，目前应用6-MP+MTX、VCR+DXM维持治疗。血友病预防治疗：每周2次输注因子Ⅷ，每次400U（13.2U/kg）。每周检测1次活化部分凝血活酶时间（APTT），PICC（经外周静脉置入中心静脉导管）置管

前及APTT明显延长（APTT≥60s）时加用因子Ⅷ 400U，在全程化疗过程中，患儿血小板最低值为$35×10^9$/L，未输注血小板。APTT波动在41.2~83.2（60.3±12.3）s，化疗及PICC置管、腰穿、骨穿期间无出血及血栓形成，既往关节血肿逐渐吸收，无新鲜活动后出血，双下肢活动恢复，可自行行走。

诊疗策略分析

血友病A是一种X染色体连锁的隐性遗传性出血性疾病，1986—1989年在我国24个省市的37个地区所进行的流行病学调查显示，我国的血友病患病率为2.73/10万，属罕见疾病，同时合并白血病者少有报道。重症血友病A合并儿童ALL在国内尚未见报道，其化疗的安全性及应用因子Ⅷ的预防策略值得进一步探讨。L-Asp通过分解体内的天冬酰胺，干扰肿瘤细胞DNA、RNA及蛋白质的合成，抑制肿瘤细胞生长，应用于儿童ALL，显著提高了ALL患儿的长期无病存活率。同时，L-Asp抑制机体凝血-抗凝系统中多种因子的合成，导致出血及血栓形成，血友病患儿应用L-Asp可能会增加出血的危险。本例患儿在化疗同时，补充因子Ⅷ，化疗及各项临床操作顺利完成，提示在适量补充凝血因子的基础上，血友病合并ALL患儿应用含有L-Asp的化疗方案及进行各种穿刺是安全可行的。

目前对血友病合并恶性肿瘤的管理还没有临床指南，因子Ⅷ预防用量难以确定。检索血友病合并白血病相关文献，化疗期间预防性应用因子Ⅷ的剂量各家报道不一。1972年，D Green报道1例血友病合并急性早幼稚粒细胞白血病（APL），每12h应用1 500U因子Ⅷ，维持因子Ⅷ活性在25%~50%，同时输注冷沉淀维持纤维蛋白原（FIB）在3.4g/L左右，但最终患者因颅内出血死亡。Zulfikar报道了2例血友病A合并白血病患者：一例为14岁血友病A合并ALL患儿，其因子Ⅷ用量为骨髓穿刺前30U/kg，诱导化疗第1~4天75U/kg，诱导第5~21天30U/kg，巩固及强化化疗25U/kg，无病存活15个月；另外一例为16岁血友病A合并AML-M4患儿，因子Ⅷ用量为骨髓穿刺前20U/kg，诱导化疗第3~9天20U/kg，第10~24天25U/kg，患者骨髓达到CR，后因复发后颅内出血死亡。R Sinha报道1例12岁血友病A合并ALL患儿，给予30U/（kg·d）因子Ⅷ输注，同时进行化疗，疗程已全部结束并维持治疗3个月，骨髓持续

CR，期间未发生严重出血。D K Shome、K Kawakami、Beshlawil 等也有类似报道。迄今为止，在国内仅报道了4例，其中血友病A合并成人ALL 2例，年龄分别为50岁和31岁，但均因经济原因，确诊后最终放弃化疗；另外一例32岁患者为血友病A合并APL，给予连续7d 30U/（kg·d）的因子Ⅷ后行三氧化二砷（As_2O_3）+全反式维A酸（ATRA）诱导治疗，28d诱导结束后骨髓达CR，期间未发生出血现象。最近国内回顾性分析1例11岁重型血友病A合并AML-M2患儿，因子Ⅷ预防剂量为血小板（30~50）×10^9/L时，10U/kg，每周2~3次，血小板≤30×10^9/L时，15U/kg，每周3次，有创操作前15~30U/kg，该患儿顺利完成6周期化疗并行自体骨髓造血干细胞移植，无病存活3年。根据我国国情，血友病患儿因子Ⅷ预防推荐剂量为10U/kg，每周2次，未给出血友病合并恶性肿瘤因子Ⅷ预防剂量。本例患儿因经济原因，每次应用剂量为400U（13.2U /kg），每周2次，虽然APTT仍较正常延长，但是临床无出血及血栓形成现象，既往的双膝关节出血逐渐吸收，顺利完成全程化疗。根据本例治疗经验，建议：重型血友病A合并ALL患儿化疗期间，因子Ⅷ每次用量15~20U/kg，每周2次，进行PICC置管等损伤较大的临床操作或APTT明显延长（APTT≥60s）时，可加用1次因子Ⅷ输注，尽量维持APTT接近正常，降低出血风险。当血小板＜20×10^9/L或临床有出血现象时应及时输注血小板。

综上所述，在预防性应用因子Ⅷ的基础上，血友病患者可以完成化疗及临床穿刺，对于重型血友病合并白血病更合理的因子Ⅷ预防用量，建议多中心联合，扩大病例数，进一步研究。

（姬利云　张文林）

4.慢性粒细胞白血病酪氨酸激酶抑制剂治疗后继发急性髓系白血病1例

病例简介

患者女性，37岁，2008年11月出现头痛伴全身散在瘀斑，无发热、咳嗽、咳痰、腹痛、腹泻、牙龈出血、头晕、恶心、呕吐等不适，至当地医院行头颅CT未见明显异常，血常规示：WBC 235×10⁹/L，Hb 95g/L，PLT 1 100×10⁹/L。骨髓象：增生极度活跃，原始粒细胞2%，中晚幼稚粒细胞比例增高，提示慢性粒细胞白血病骨髓象。融合基因：*BCR/ABL210*（+），*BCR/ABL190*、*JAK2*均阴性。染色体：46，XX，t（9；22）（q34；q11）[20]。诊断：慢性髓系白血病（CML）–慢性期，Sokal评分1.25分，高危。因经济原因给予干扰素治疗1年，期间血象控制可。2009年12月白细胞再次升高，考虑干扰素治疗效果不佳，遂换用伊马替尼（格列卫）400mg、每日1次靶向治疗，期间复查血象恢复正常，但*BCR/ABL210*融合基因及染色体一直未转阴。于2011年12月将伊马替尼加量至600mg、每日1次继续治疗，治疗期间出现骨髓抑制，贫血，血小板较低，给予悬浮红细胞及机采血小板补充治疗后好转。2012年6月复查染色体：46，XX，[20]。融合基因*BCR/ABL210*阴性。但因骨髓抑制较重，出现全血细胞减少，遂将伊马替尼减量至400mg、每日1次继续治疗。2013年10月复查染色体：46，XX，t（9；22）（q34；q11）[1]/46，XX[19]。融合基因*BCR/ABL210*（IS）=0.006，融合基因拷贝数再次升高，治疗失败，但因经济原因无法更换二代酪氨酸激酶抑制剂（TKI），遂继续予伊马替尼400mg、每日1次治疗。2014年5月复查骨髓象：增生活跃，原始粒细胞0.4%，早幼稚粒细胞0.8%。染色体：47，XX，+8，t（9；22）（q34；q11）[3]/46，XX[17]。融合基因*BCR/ABL210*（IS）=0.011。*ABL*激酶区突变阴性，考虑*BCR/ABL*融合基因拷贝数逐渐升高，同时出现附加染色体+8，遂换用尼洛替尼（达希纳）

400mg，每日 2 次。期间一直处于Ⅱ~Ⅲ级骨髓抑制状态，间断停用达希纳治疗，同时给予 G-CSF 升高白细胞治疗。2014 年 10 月复查骨髓象：增生活跃，原始粒细胞 1%，早幼稚粒细胞 0.2%。染色体：46，XX [20]。融合基因 BCR/ABL210=0.008 7，附加染色消失，融合基因拷贝数明显下降，继续尼洛替尼 400mg、每日 2 次治疗。2015 年 3 月 2 日复查骨髓象：增生活跃，原始粒细胞 8.2%，早幼稚粒细胞 6.6%。染色体：47，XX，+8，t（9；22）（q34；q11）[3] /46，XX [7]。融合基因 BCR/ABL210=0.039。ABL 激酶区突变阴性。附加染色体 +8 再次出现，BCR/ABL 融合基因拷贝数再次升高，考虑尼洛替尼单药治疗效果不佳，遂联合亚砷酸 10mg/d×15d 治疗。7 月 10 日复查骨髓象：活跃，原始粒细胞 3.6%，早幼稚粒细胞 0.8%。染色体：46，XX [20]，融合基因 BCR/ABL210=0.008 3，附加染色体 +8 消失，但因血象一直较低，患者拒绝亚砷酸治疗，间断给予尼洛替尼 400mg，每日 2 次。10 月 1 日月经来潮后出血量大，伴头晕、乏力不适，遂查血常规：WBC 2.0×10⁹/L，Hb 60g/L，PLT 5×10⁹/L。自行停用尼洛替尼，10 月 20 日因"停药 20d，血象持续未恢复"入院，查血常规：WBC 1.77×10⁹/L，Hb 48g/L，PLT 1×10⁹/L。查体：双下肢散在出血点，肝、脾肋下未触及。骨髓象：增生活跃，原始粒细胞 45%，早幼稚粒细胞 13.8%。外周血：原始粒细胞 3%。融合基因 BCR/ABL210 阴性、融合基因 BCR/ABL190 阴性。染色体：45，XX，−7 [20]。白血病免疫分型：异常髓系表型，异常髓系原始细胞占 20.2%，表达 CD34、CD117、HLA−DR、CD13、CD123，弱表达 CD38、CD33、CD7。诊断"继发急性髓系白血病（CML TKI 治疗后）"，10 月 21 日开始达沙替尼 140mg、每日 1 次治疗。10 月 29 日复查血常规：WBC 1.35×10⁹/L，Hb 70g/L，PLT 6×10⁹/L。考虑达沙替尼单药治疗后血象未恢复，效果不佳，遂于 10 月 29 日给予达沙替尼 140mg、每日 1 次 +HAG 方案：HHT 2mg，第 1~5 天；Ara−C 25mg，每 12h 1 次，第 1~5 天；G−CSF 300μg，持续应用。11 月 3 日复查血常规：WBC 0.69×10⁹/L，Hb 71g/L，PLT 3×10⁹/L。骨髓象：增生明显减低，原始粒细胞 16.5%。外周血涂片：原始粒细胞 2%，早幼稚粒细胞 2%。但于化疗第 5 天出现面部软组织感染，积极给予去甲万古霉素（万迅）0.4g、每 8h 1 次 +亚胺培南西司他丁钠（泰能）0.5g、每 8h 1 次抗感染治疗，同时停止化疗，经积极抗感染及对症治疗后面部软组织感染得到控制。11 月 30 日骨髓象：增生明显减低，原始粒细胞14%，早幼稚粒细胞4%。外周血涂片：早幼稚粒细胞1%。染色体：45，XX，-7。融合基因BCR/ABL210阴性。白血病免疫分型：异常髓系表型，异常髓系原始细胞占10.12%，表达CD34、CD117、HLA-DR、CD13、CD123，弱表达CD38、CD33、CD7。于12月27日给予达沙替尼140mg、每日1次+CAG方案：Acla 20mg，每日1次，共4次；Ara-C 25mg，每12h 1次，第1~8天；G-CSF 150μg，每12h 1次，持续应用。2016年1月3日血常规：WBC $0.46×10^9$/L，Hb 62g/L，PLT $7×10^9$/L。骨髓象：增生减低，原始粒细胞3%。停止化疗，但粒细胞缺乏期合并肺部感染、消化道出血，给予对症治疗后未见好转，在化疗后第21天血象未恢复，家属因经济原因放弃治疗。

诊疗策略分析

慢性髓系白血病（CML）在疾病进展过程中常合并有Ph染色体以外的染色体异常，称为克隆演变，但是，在治疗后Ph染色体消失，出现其他染色体异常者少见。相关研究发现，7q22上白血病抑制因子的缺失可导致白血病的发生。在继发白血病中，-7是最常见的染色体异常，其发生率达51%。骨髓增生异常综合征（MDS）中，-7在难治性贫血伴原始细胞增多（RAEB）型和难治性贫血伴原始细胞增多转化（RAEB-t）型中的发生率为30%，往往促进白血病转化。AML中，-7经常发生于M4或M6型。7号染色体的异常在ALL中发生率为5%~6%，在Ph阳性ALL中发生率约16%。2005年M D Anderson报道2例CML患者在伊马替尼治疗后Ph染色体消失，却出现其他的异常克隆-7，一例演变成MDS-RAEB-t，另一例演变成AML。

此例患者的病史达7年，先后应用干扰素、伊马替尼、尼洛替尼、达沙替尼治疗，治疗过程中，反复出现骨髓抑制，导致全血细胞减少，无法连续应用TKI治疗，导致BCR/ABL融合基因拷贝数反复升高，出现其他的异常克隆+8，导致疾病进展，但在换用二代TKI，同时联合亚砷酸治疗后再次获得完全细胞遗传学反应（CCyR），病情得以控制。此例患者体内可能同时存在多种异常克隆，在接受TKI治疗后将Ph的优势克隆抑制，其他的异常克隆变成优势克隆，进而导致新的疾病出现。根据患者的相关结果，按照MICM分型诊断为"继发急性髓系白血病"，目前尚无相关白血病治疗指南，由于此类患者体质差，抵抗力、免疫力低，骨髓造血细胞储备功能差等使继发白血病的治疗很困难，化疗后继发白血病常发展迅速，治疗效果差，预后不良。即使化疗缓解后，其缓解期也短，除急性早幼稚粒细胞白血病可应用维A酸/三氧化二砷缓解外，其他类型的缓解率仅25%，且缓解期很短，大部分在一年内死亡。该患者继发急性髓系白血病，化疗后反复出现严重感染，最终家属放弃治疗。

（李　珍　张龑莉）

5.CHAG方案治疗难治性急性髓系白血病1例

病例简介

患者男性，30岁，2012年5月因乏力逐渐加重入住当地医院，2012年5月4日查血常规：WBC $3.38×10^9$/L，Hb 110g/L，PLT $40×10^9$/L。2012年5月5日骨髓象：有核细胞增生活跃，原始粒细胞44.6%，POX染色呈阴性或弱阳性。流式免疫分型示：髓系原始细胞约占骨髓有核细胞的21.2%，其免疫表型为CD38+、CD13+、CD33+，部分表达CD34、CD64、CD117、MPO；未发现MLL及AML1-ETO融合基因，C-kit/CEBPA/NPM1/FLT3-ITD突变筛查均为阴性。染色体为46，XY［20］。诊断为急性髓系白血病（AML）-M2a。2012年5月10日于当地以DA方案化疗，具体：DNR 40mg，第1~3天；Ara-C 300mg，第1~7天。化疗后第7天（2012年5月23日）行骨髓评估：有核细胞增生活跃，原始粒细胞占36%。遂于次日追加FLAG方案，具体：氟达拉滨（Flu）50mg，第1~5天；Ara-C 3.0g，第1~5天；G-CSF 300μg/d，根据血象调整剂量。化疗结束后第21天（2012年6月18日）骨髓象：有核细胞增生活跃，原始粒细胞占23.8%。提示未缓解。于2012年6月21日转入我院治疗。

入院查血常规：WBC $2.82×10^9$/L，Hb 69g/L，PLT $190×10^9$/L。肝肾功能、心肌酶谱及凝血功能未见明显异常。查体无明显阳性体征。重新进行骨髓评估：有核细胞增生活跃，原始粒细胞占22.5%。于6月24日给予CHAG方案进行再诱导：Ara-C 25mg，每12h 1次，第1~14天；Acla 20mg，每日一次，第1~4天；HHT 2mg，第1~8天；G-CSF，根据血象应用。化疗第9天（7月2日）骨穿：有核细胞增生明显减低，未见幼稚细胞。化疗结束第14天（7月20日）进行骨穿复查，提示有核细胞增生减低，原始粒细胞2%。化疗期间，患者粒细胞缺乏期持续时间为18d（7月1日—7月18日），输注血小板3个治疗量，粒细胞缺乏期及血小板缺乏期没有发生严重的感染及严重出血等并发症，治疗过程平稳。患者血象恢复后（WBC 3.6×10⁹/L，Hb 10⁸g/L，PLT 165×10⁹/L）复查骨穿，骨髓有核细胞增生活跃，原始粒细胞0.5%。

诊疗策略分析

难治性白血病治疗效果差，预后不良。该例患者诊断为AML-M2a，未发现不良预后遗传学及基因学改变，经过标准的DA方案诱导未缓解，继以FLAG方案进行挽救性治疗后骨髓原始细胞比例未见明显下降，提示原发耐药。患者经过标准方案诱导及FLAG方案再诱导之后未达缓解，可选用的挽救方案有限。

在美国国家癌症综合网（NCCN）指南中，对于难治性白血病建议使用克拉屈滨、氯法拉滨等含有新药的多药联合化疗方案，这些方案虽然能让一部分白血病患者达到缓解，但费用昂贵，且骨髓抑制程度重，感染、出血风险大。为获得长期生存，难治性白血病患者在达到完全缓解后需要尽快进行异基因造血干细胞移植，如果通过化疗不能达到CR，则可以进行强制移植，但复发风险很高。1995年，日本学者提出CAG预激方案治疗难治性急性髓系白血病，获得83%的缓解率，使难治性急性髓系白血病患者多了一个挽救治疗的选择方案，而且预激方案化疗剂量相对较小，骨髓抑制程度相对较轻，不良反应小，降低了患者的治疗风险。我国学者用HHT替代Acla，组成CHG方案治疗复发难治性急性髓系白血病，CR率达到70%，总有效率达到80%，与CAG方案疗效相当。然而对于一些高白细胞、高增殖的难治性急性髓系白血病，两药联合的预激方案仍不能达到理想的效果。

受此启发，我们自2009年开始提出CHAG三联预激方案，用于难治、复发或者老年急性髓系白血病患者的治疗。CHAG以小剂量的Ara-C、Acla、HHT与G-CSF联合应用治疗急性髓系白血病，通过小剂量、长疗程的方案设计，可以使一部分复发的或者经过大剂量化疗效果不理想的急性髓系白血病患者达到缓解。通过与二联预激方案进行比较，发现CHAG三联预激方案疗效优于CAG的二联预激方案，CR率达到86%。CHAG预激方案一般应用14d或更长时间，可在10d左右进行骨穿复查，了解骨髓情况，结合患者血象，决定是否缩短或者延长方案时间。该患者应用CHAG一周期后即达CR，建议患者进行人类白细胞抗原（HLA）

配型，寻找相合供者以进行异基因造血干细胞移植（allogeneic hematopoietic stem cell transplantation，allo-HSCT）。CHAG预激方案可以使一部分难治、复发的患者达到缓解，从而获得进行异基因造血干细胞移植的机会，不失为一个安全有效的挽救治疗方案，可以成为复发、难治白血病患者进行挽救治疗的一个新选择。

（陈　琳　魏旭东）

6.西达苯胺、地西他滨联合CHAG预激方案诱导缓解治疗老年复发性急性髓系白血病1例

病例简介

患者男性，60岁，2015年10月31日因"发热1月余"为主诉入我院。查体：体温37.8℃，中度贫血貌，全身皮肤黏膜无黄染、皮疹、出血点，浅表淋巴结未触及肿大，胸骨无压痛，双肺呼吸音清，未闻及干、湿啰音，心率80次/min，律齐，各瓣膜听诊区未闻及病理性杂音，腹软，无压痛、反跳痛，肝、脾肋缘下未触及，双下肢无水肿。

院外血常规（2015年10月26日）：WBC 24.38×10⁹/L，Hb 82g/L，PLT 36×10⁹/L。胸部CT：双侧胸膜局限性增厚。骨髓象（2015年10月26日）：有核细胞增生活跃，原始单核细胞6.5%，幼稚单核细胞61.5%，细胞体积大小不等，形态不规则，胞浆淡蓝色，胞核形态呈肾形、马蹄形等，染色质疏松，呈细网状，核仁不清晰。未行进一步治疗。

2015年10月31日入我院，血常规：WBC 35.23×10⁹/L，Hb 76g/L，PLT 30×10⁹/L。骨髓象：有核细胞增生极度活跃，原始单核细胞2.8%，幼稚单核细胞83.2%，成熟单核细胞6.0%。流式免疫分型示：髓系原始细胞占有核细胞的2.69%，表达CD117、CD13、HLA-DR、CD38、CD33，弱表达CD7、cMPO，不表达CD34、CD19、CD10、CD20、CD4、CD56、CD3、CD2、CD5、CD14、CD15、CD11b、CD16、CD8、CD22、cCD79a、cCD3、cTdT；幼稚单核细胞占有核细胞的49.1%，SSC增高，CD13表达减弱，伴CD56异常表达，符合AML-M5表型。融合基因及基因突变筛查全阴性。融合基因：WT1/ABL=0.004 6。染色体：46，XY[3]。诊断为"急性髓系白血病（AML）-M5b"。排除化疗禁忌证后，于2015年11月5日给予AA方案化疗，具体：Acla 40mg，第1~4天；

Ara-C 200mg，第1~7天。2015年11月19日复查骨髓象：有核细胞增生减低，未见原始单核细胞和幼稚单核细胞，提示疾病缓解。

2015年12月7日骨髓象：骨髓有核细胞增生活跃，未见原始单核细胞和幼稚单核细胞。MRD阴性。融合基因示：*WT1/ABL*=0.003 9。于2015年12月10日给予中剂量阿糖胞苷（ID-Ara-C）方案化疗，具体：Ara-C 1g，每12h 1次，第1~3天，并辅以腰穿+鞘内注射1次。2016年1月6日骨髓象：有核细胞增生明显活跃，原始粒细胞0.2%。融合基因：*WT1/ABL*=0.003 8。流式细胞检测MRD阴性。2016年1月9日给予ID-Ara-C方案化疗，具体：Ara-C 1g，每12h 1次，第1~3天，并辅以腰穿+鞘内注射1次，化疗过程顺利。2016年2月14日骨髓象：有核细胞增生减低，未见原始单核细胞和幼稚单核细胞。MRD阴性。融合基因：*WT1/ABL*=0.003 3。2016年2月16日给予ID-Ara-C方案化疗，具体：Ara-C 1g，每12h 1次，第1~3天，并辅腰穿+鞘内注射1次。2016年3月15日骨髓象：有核细胞增生明显活跃，未见原始单核细胞和幼稚单核细胞。MRD阴性。融合基因：*WT1/ABL*=0.003 3。2016年3月18日给予DA方案化疗，具体：DNR 60mg，第1~3天；Ara-C 200mg，第1~7天，并辅以腰穿+鞘内注射1次。4月18日骨髓象：骨髓有核细胞增生活跃，未见原始单核细胞和幼稚单核细胞。MRD阴性。融合基因：*WT1/ABL*=0.005 6。2016年4月22日给予AA方案化疗，具体：Acla 40mg，第1~4天；Ara-C 200mg，第1~7天。2016年6月12日骨髓象：骨髓有核细胞增生明显活跃，未见原始单核细胞和幼稚单核细胞。MRD阴性。融合基因：*WT1/ABL*=0.005 6。院外应用干扰素+白介素-2（IL-2）+沙利度胺维持治疗。2016年8月16日再次返院，查骨髓象：有核细胞增生明显减低，原始、幼稚单核细胞0.5%。MRD阴性。融合基因：*WT1/ABL*=0.005 4。提示病情稳定，继续给予干扰素、IL-2、沙利度胺及丹参片维持治疗。2016年10月18日骨髓象：骨髓有核细胞增生减低，原始单核细胞2.0%。MRD阴性。提示病情平稳，继续干扰素+IL-2+沙利度胺治疗。

2016年12月20日患者入院复查骨髓象：骨髓有核细胞增生明显活跃，其中原始、幼稚单核细胞占7%。融合基因：*WT1/ABL*=1.63。MRD示异常髓系细胞占2.73%；提示疾病复发。于2016年12月23日开始DCAG方案再诱导，具体：地西他滨25mg，第1~3天；Acla 20mg，第4、6、8、10、12、14天；Ara-C 25mg，第4~21天；G-CSF 150μg，根据血象调整。2017年1月4日骨髓象（胸骨）：有核细胞增生减低，原始单核细胞和幼稚单核细胞为15.0%，较前升高。遂于2017年1月6日用HHT及西达本胺继续诱导，具体：西达本胺30mg，口服，每周三、周六服；HHT 2mg，每日1次，第15~21天。2017年1月13日复查骨髓象：骨髓有核细胞增生极度减低，未见幼稚粒单核细胞。2017年2月2日骨髓象提示缓解，患者血象恢复后出院。院外继续给予干扰素、白介素-2及沙利度胺维持治疗，期间多次劝说患者再次化疗，患者均拒绝。2017年4月18日复查骨髓象：有核细胞增生减低，未见原始单核细胞和幼稚单核细胞。MRD阴性。血常规示：WBC 2.5×10⁹/L，Hb 98g/L，PLT 35×10⁹/L。目前一般情况可。

诊疗策略分析

近期复发的急性髓系白血病患者治疗效果不佳，原诱导方案可能无法使患者再次达到CR状态，对于高龄复发AML的患者，多推荐应用去甲基化药物联合小剂量化疗以再次达CR，体能状况较好的患者可考虑在达CR后进行减小剂量的造血干细胞移植。本例患者在治疗结束后应用"干白沙"方案维持，但是半年内复发。在给予地西他滨联合CAG方案化疗后患者骨髓原始细胞比例升高，考虑DCAG方案无法使患者达CR。但对一个短期复发的老年AML患者而言，如果DCAG方案不能够达到缓解，还有什么方案可以尝试呢？

表观遗传学调控异常是急性髓系白血病发生、发展的一个重要因素，其中包括过度甲基化或异常的乙酰化水平。近年来去甲基化药物在AML及MDS的治疗中扮演着重要角色，但是组蛋白去乙酰化酶抑制剂（HDACi）还未在临床中广泛应用。研究发现HDACi不仅在一些特定白血病亚型中有疗效（AML伴 *AML1-ETO*，*AML1-ETO* 融合基因募集 *HDAC1*），另外许多临床研究指出多种HDACi与其他化疗药物联用给一些高龄或无法耐受高强度化疗的复发或原发耐药的AML患者带来生存获益。

二联CAG预激方案自日本学者提出并取得良好疗效后，目前在我国血液领域应用广泛，并得到许多改良。我们中心前期在此基础上加用HHT组成三联预激方案，在复发难治性AML中取得更好的疗效。鉴于此，我们在DCAG的方案基础上加用西达本胺及HHT组成DC-CHAG方案，并最终使患者再次达到CR，期间患者虽然骨髓抑制重，但没有出现肝肾功能损伤及感染等相关并发症。

（米瑞华　魏旭东）

7. 沙利度胺联合干扰素、白介素-2 治疗复发性急性髓系白血病1例

病例简介

患者女性，59岁，以"间断发热、乏力1月余"为主诉于2013年8月入我院就诊。患者入院前1月余无明显诱因出现间断发热，体温波动在38℃左右，伴乏力，于活动后加重。在当地医院接受抗感染治疗，上述症状无改善，继而出现鼻出血、牙龈出血及双下肢散在皮疹，为进一步诊治转入我院。患者既往体健，无特殊病史及毒物、放射性物质接触史，家族史无特殊。入院查体：体温38.2℃，中度贫血貌，皮肤黏膜有散在出血点、瘀斑，全身浅表淋巴结未触及明显肿大，胸骨压痛明显，双肺呼吸音略粗，未闻及干、湿啰音，腹软，无压痛、反跳痛及腹肌紧张，肝、脾肋缘下未触及，双下肢无水肿，生理反射存在，病理反射未引出。

血常规：WBC $1.95 \times 10^9/L$，Hb 65 g/L，PLT $90 \times 10^9/L$。外周血细胞形态：白细胞计数减少，粒系比例偏低，淋巴细胞比例偏高。骨髓象：有核细胞术增生明显活跃，粒系增生活跃，原始粒细胞24%，POX染色阳性。流式细胞术检测免疫表型：异常细胞群约占44.26%，表达CD117、CD33、CD34、HLA-DR、CD13，部分表达MPO、CD9，不表达CD7、CD10、CD19、CD20、cCD79a、CD22、CD14、CD56。染色体核型：46，XX [20]。*WT1/ABL*：2%。*C-kit*、*FLT3-ITD/TKD*、*NPM*基因均为野生型。胸部CT：双肺纹理增粗并可见散在"斑片状"密度影。

临床诊断：①急性髓系白血病（AML）-M2a；②肺部感染。予以抗感染治疗，并于2013年9月1日起予以CHAG方案诱导缓解治疗，具体：Acla 20mg，第1~4天；HHT 2mg，第1~6天；Ara-C 25mg，每12h 1次×14d；G-CSF 150μg×14d。10月4日复查血常规：WBC $3.25 \times 10^9/L$，Hb 72g/L，PLT $200 \times 10^9/L$。骨髓象：有核细胞增生明显活跃，原始粒细胞

4%。10月4日起予以DA方案巩固治疗，具体：DNR 40mg，第1~3天；Ara-C 150mg，第1~7天。11月8日复查血常规：WBC 1.72×10⁹/L，Hb 90g/L，PLT 48×10⁹/L。骨髓象：有核细胞增生活跃，原始粒细胞占3%。*WT1/ABL*：0.7%。11月12日再次予以CHAG方案诱导强化治疗。12月16日复查血常规：WBC 1.54×10⁹/L，Hb 79 g/L，PLT 50×10⁹/L。骨髓象：有核细胞增生活跃，原始粒细胞9%。2014年1月2日复查血常规：WBC 1.99×10⁹/L，Hb 95 g/L，PLT 57×10⁹/L。骨髓象：有核细胞增生活跃，原始粒细胞22.5%。*WT1/ABL*：5%。提示复发。于2014年1月4日起予以"干白沙"方案治疗，具体：沙利度胺100mg，每晚1次；重组干扰素-α2b（rhIFN-α2b）300万U，皮下注射，隔日1次；白介素-2（IL-2）50万U，皮下注射，每日1次。1月20日复查骨髓象：有核细胞增生减低，原始粒细胞2%。2月5日复查血常规：WBC 2.01×10⁹/L，Hb 97g/L，PLT 25×10⁹/L。骨髓象：有核细胞增生明显活跃，原始粒细胞2%。2月14日复查骨髓象：有核细胞增生活跃，原始粒细胞占1.4%。6月12日复查骨髓象：有核细胞增生活跃，原始粒细胞占1.4%。流式细胞仪MRD检测阴性。患者院外治疗，每3个月复查一次，目前仍予以沙利度胺联合干扰素、IL-2治疗，患者维持持续缓解，生活质量好，同时治疗期间未发生明显肝、肾不良反应及重症感染。

诊疗策略分析

复发AML患者的缓解率低、生存期短和预后差，一直是当前临床医生面临的难题，以大剂量阿糖胞苷为主的如Flu、HD-Ara-C和G-CSF组成FLAG等方案治疗难治性或复发性AML取得了一定的效果，一定程度上提高了复发、难治性AML的缓解率，但部分老年和体能状态差及有伴随疾病的患者无法应用。目前国际上用于对复发、难治性AML的治疗探索的新药，包括免疫调节药物雷那度胺、组蛋白去乙酰化酶抑制剂及靶向治疗药物等，但这些药物不仅价格昂贵，而且多处于临床试验阶段，所以需要继续探索经济、疗效可靠、副作用小的方案。

我们在该患者首次诱导缓解时采用了改良的CHAG预激方案，达完全缓解后，因患者年龄和体能状态及经济原因，患者拒绝进一步行造血干细胞移植，但在接下来的DA、CHAG方案强化治疗后即复发，而此时患者因经历多次化疗后体质原因不愿接受以大剂量阿糖胞苷为主的化疗，进行再次诱导缓解。结合我们前期利用沙利度胺联合干扰素成功治疗难治复发性套细胞淋巴瘤的经验，并考虑此患者的自身特点，即复发难治、年龄偏大、体质差、化疗后血常规恢复缓慢并常出现其他并发症、难以耐受高强度化疗及对化疗药物敏感度下降，我们尝试将沙利度胺联合α干扰素（IFN-α）、IL-2（"干白沙"方案）用于该患者的再次诱导治疗。患者于第17天复查骨髓再次达缓解，至1个月后骨髓象提示增生明显活跃，原始粒细胞比例由22%降至1.4%，血常规逐渐恢复，残留病检测指标持续降低。此后予以"干白沙"维持治疗至今。期间患者于2015年10月出现白细胞持续过低，考虑为长期应用干扰素的副作用。在干扰素减量后虽然血常规恢复，但骨髓象原始粒细胞回升至7.6%，我们随即恢复干扰素剂量，并根据血象间断加用G-CSF预防白细胞降低导致并发严重感染。2015年12月复查骨髓象提示原始粒细胞再次降至1.5%，患者至今维持原始粒细胞1%的缓解状态，在"干白沙"方案治疗期间未发生明显肝、肾不良反应及重症感染。

自2014年1月以来，我科共12例复发、难治性AML患者接受了沙利度胺联合重组人干扰素-α1b（rhIFN-α1b）、IL-2治疗，中位年龄45.5（10~74）岁。12例患者中AML-M2 5例，AML-M4 2例，AML-M5 4例，AML-M7 1例；伴有*FLT3-ITD*基因突变3例，伴*C-kit*基因突变1例；1例AML-M5患者伴有髓外侵犯，1例AML-M7患者伴有慢性丙型肝炎。其中11例经过≥2个周期化疗未缓解或达到缓解后再次复发，1例患者1个疗程未缓解。所有患者均因年龄、身体状态、经济或无合适供者而无法进行造血干细胞移植治疗。接受沙利度胺联合重组人α-干扰素、IL-2治疗方案，具体：沙利度胺片，起始剂量100mg，渐增加至200mg，每日1次；rhIFN-α1b 60μg，皮下注射，隔日1次；IL-2 50IU，皮下注射，每日1次。每4周为1个治疗周期。对伴有*FLT3-ITD*突变阳性的患者同时给予口服索拉非尼400mg，每日2次。12例患者均接受了≥1个周期的沙利度胺联合rhIFN-α1b、IL-2方案治疗。3例达骨髓缓解（CRi），3例达部分缓解（PR），总有效率为50%。治疗过程中未出现治疗相关死亡病例，患者病情稳定，生活质量良好。

沙利度胺曾因在临床用于减轻妊娠反应后发现有严重的致畸作用而被一直停止使用，直至近年来该药被用于多发性骨髓瘤治疗并取得了令人满意的疗效，沙利度胺不仅可作用于肿瘤微环境，抑制血管生成，还具有免疫调节作用，能够通过提高细胞毒性T细胞（CTL）活性，诱导分泌干扰素及IL-2，增强抗肿瘤能力。国外曾报道一项应用沙利度胺单药治疗复发、难治性AML患者的Ⅰ/Ⅱ期临床研究，有效率为25%，中位缓解期达3个月。IFN-α是一种具有广泛生物活性的糖蛋白，可作用于AML细胞表面相关受体，通过一系列信号转导通路起到诱导分化和促凋亡、抑制增殖和增强白血病细胞免疫原性的作用；还可增强树突状细胞、T细胞、NK细胞的抗肿瘤活性。体外实验发现，IFN-α能显著抑制白血病细胞生长并诱导其凋亡，且与作用时间、剂量明显相关；还可抑制某些白血病细胞株的端粒酶活性，从而抑制肿瘤细胞的增殖，起到抗白血病作用。IL-2在机体免疫应答中扮演着重要的角色，在临床常用于AML患者达CR后的维持治疗或用于复发、难治性患者。沙利度胺、rhIFN-α、IL-2三药均有抗白血病细胞作用，但单药使用作用有限，"干白沙"方案三种药物在抗肿瘤、免疫调节等方面的协同作用能有效干扰肿瘤细胞代谢、抑制其增长及促进其凋亡。

综上，作为复发难治AML一种新的治疗手段，"干白沙"方案用于年龄大或不能耐受化疗的初治和复发、难治性AML患者可能会取得一定疗效。

（汪　萍　魏旭东）

8.索拉非尼联合沙利度胺、干扰素、白介素-2治疗难治性急性髓系白血病伴FLT3-ITD突变1例

病例简介

患者女性，43岁，以"乏力1月余，低热4d，拟诊'急性髓系白血病'2d"为主诉入院。入院前就诊于当地医院，血常规（2014年9月11日）：WBC 0.98×10⁹/L，Hb 78g/L，PLT 24×10⁹/L。骨髓象（2014年9月15日）：增生明显活跃，原始粒细胞91.2%。流式细胞免疫表型（2014年9月15日）：符合AML免疫表型，原始细胞和幼稚细胞占有核细胞总数约76.0%，免疫表型为CD34+部分，CD117+、CD33+、HLADR+少量，CD13+、CD38+、CD64+部分，CD15+部分，CD4+部分，CD7+部分，CD56-，CD14-，CD19-，CD10-，CD3-。丙肝病毒抗体阳性，丙肝病毒RNA 5.71×10⁶IU/mL。入我院进一步诊治，查血常规：WBC 0.95×10⁹/L，Hb 83g/L，PLT 43×10⁹/L。流式细胞免疫表型：异常髓系原始细胞占有核细胞的25.4%，表达CD117、CD38、CD11b、CD13、CD123、CD61、CD41a，强表达CD33，弱表达CD34、HLA-DR、CD4、CD7，不表达CD14、CD64、cMPO、CD42b、CD56、CD15、CD36、CD11c、CD19、CD10、CD2、CD5、CD16、CD20、CD3、cCD3，符合AML表型，不能排除AML-M7。骨髓象：有核细胞增生减低，可见61.8%原始巨核细胞。*NPM1*基因突变型，*FLT3/ITD*基因突变型，*MLL*融合基因筛查阴性。诊断为"急性髓系白血病（AML）-M7伴*FLT3/ITD*基因突变"。

2014年9月23日以CHAG方案治疗，具体：Acla 20mg，第1~4天；Ara-C 25mg，皮下注射，每12h 1次，第1~12天；HHT 2mg，第5~11天；G-CSF 300μg，皮下注射，第1~12天。2014年9月30日复查骨髓象：增生减低，可见12%原始巨核细胞。2014年10月10日骨髓象：增

生极度减低，原始巨核细胞1%。2014年10月7日起加用索拉非尼靶向治疗。2014年10月27日复查骨髓象：增生明显活跃，原始细胞10.2%。2014年10月31日给予索拉非尼联合CHAG方案化疗，具体：Acla 20mg，第1~4天；Ara-C 25mg，皮下注射，每12h 1次，第1~15天；HHT 2mg，第5~12天；G-CSF 150μg，皮下注射，每日1次，第1~12天。2014年12月6日骨髓象：增生明显活跃，原始细胞7.4%；患者与胞弟HLA 6/6相合，拟行异基因造血干细胞移植，因丙肝RNA定量持续升高（最高达$7.07×10^6IU/mL$），肝功能异常，放弃干细胞移植治疗。2014年12月16日复查骨髓象：增生活跃，粒系增生明显活跃，原始细胞37%，胞浆偶见Auer小体，粒细胞/红细胞（G/E）=7.37∶1。流式细胞仪MRD检测示：异常髓系原始细胞8.85%。2014年12月17日始予索拉非尼400mg，每日2次；沙利度胺100mg，每晚1次；IL-2 50万U，每日1次；聚乙二醇干扰素α-2a（派罗欣）180μg，皮下注射，每周1次维持治疗。2015年1月7日复查骨髓象：增生明显减低，粒系增生活跃，原始细胞4%，巨核细胞偶见，血小板散在少见。2015年1月20日骨髓象：增生活跃，粒系59.8%，其中原始粒细胞占12.2%。2015年3月3日骨髓象：有核细胞增生活跃，原始细胞17.8%。流式细胞仪MRD检测示：异常髓系原始细胞6.96%。2015年5月11日复查骨髓象：增生减低，原始细胞17.5%。丙肝RNA定量$1.39×10^3IU/mL$。2015年7月27日骨髓象：有核细胞增生减低，G/E =0.60∶1，原始细胞0.6%。丙肝RNA定量低于最低检测下限。2015年12月22日复查骨髓象：未见原始细胞。流式细胞仪MRD检测示未见异常髓系原始细胞。但患者因经济和其他原因拒绝造血干细胞移植。

2016年5月3日复查骨髓象：增生明显活跃，G/E =0.39∶1；原始细胞90%，细胞中等大小，形态较规则，胞浆量少或中等，浅蓝色，可见少量伪足状突起，核型较规则，核染色质较粗糙。流式细胞仪MRD检测示：异常髓系细胞约占62.6%。考虑疾病复发。2016年5月16日患者因"脑出血"，放弃治疗出院。

诊疗策略分析

FLT3为限制性表达于CD34+细胞上的Ⅲ型受体酪氨酸激酶（RTK）家族成员之一，在造血干细胞的自我更新、增殖、分化等方面起重要作用。*FLT3-ITD*突变会导致近膜结构域延长，激酶空间构象改变，发生自体磷酸化并激活引起下游异常信号转导，促进白血病恶性克隆的增殖与维持。*FLT3-ITD*突变是AML的独立不良预后因素。索拉非尼可以通过抑制丝氨酸/苏氨酸激酶活性对c-raf、b-raf产生抑制作用，从而起到抗肿瘤作用。在*FLT3-ITD*阳性AML的治疗中，索拉非尼能直接作用于*FLT3-ITD*阳性细胞，抑制*FLT3*的酪氨酸激酶活性，促进白血病细胞凋亡。索拉非尼联合化疗可显著提高*FLT3*阳性AML患者的缓解率。

干扰素（IFN）具有免疫调节作用，可激活多种免疫活性细胞如NK细胞、巨噬细胞、T细胞，并能调节抗体的生成，起到免疫增强作用。IFN也可以通过细胞周期阻滞，直接或间接抑制血管内皮生长因子（VEGF）、碱性成纤维细胞生长因子（b-FGF）的基因转录，抑制肿瘤血管生成，间接起到抗肿瘤增殖作用。IFN还能上调凋亡相关因子配体（FasL）的表达，通过Fas/FasL途径诱导肿瘤细胞凋亡，或通过调节凋亡调控因子途径诱导肿瘤细胞凋亡。早在19世纪60年代就有学者应用IFN治疗AML，IFN对于AML的诱导缓解、维持治疗及造血干细胞移植后复发的挽救治疗均有一定疗效。

IL-2是一种淋巴因子，能增强细胞毒性T细胞、NK细胞和淋巴因子活化的杀伤细胞活性，还可促进淋巴细胞分泌抗体和IFN，具有抗病毒、抗肿瘤和增强机体免疫功能的作用，早期有研究报道IL-2可使少数难治、复发AML获得完全缓解。

沙利度胺作为一种抗新生血管生成药物，能够降低VEGF、b-FGF的产生从而改变肿瘤微环境，起到抗肿瘤作用，这可能是沙利度胺治疗AML的机制之一。另外，有学者发现神经纤毛蛋白-1（neuropilin-1）作为VEGF的协同受体在难治、复发AML骨髓中高表达，而沙利度胺能够抑制神经纤毛蛋白-1的表达而发挥抗白血病活性。沙利度胺也是一种免疫调节剂，能够增强T细胞、NK细胞、树突状细胞的活性，调节细胞因子如TNF-cc、IFN-y、IL-2的分泌。

本例患者是伴*FLT3-ITD*突变的难治性AML-M7，常规化疗不能完全缓解，异基因造血干细胞移植治疗前丙肝病毒复制，不能接受移植，而索拉非尼联合干扰素、IL-2及沙利度胺治疗后，患者骨髓逐渐完全缓解，疗效持续长达一年多。我们对干扰素、IL-2及沙利度胺组成的"干白沙"方案进行了一些探索，发现其对难治、复发的急性髓系白血病及淋巴瘤有一定的作用，是复发、难治 AML 一种新的有效治疗方案，且费用低，不良反应少，耐受性好，为复发、难治 AML 的治疗提供了新的思路。

（熊媛媛　魏旭东）

9. 改良的CAG+P方案治疗难治性成人急性淋巴细胞白血病1例

病例简介

患者女性，30岁，以"间断乏力5月余，确诊急性淋巴细胞白血病（ALL）4月余，化疗4个周期后"为主诉于2015年1月31日第一次入我院。入院查体：体温36.7℃，中度贫血貌，全身皮肤黏膜无黄染、出血点及皮疹，浅表淋巴结未触及肿大，胸骨无压痛，双肺呼吸音清，未闻及明显干、湿啰音及胸膜摩擦音，心率76次/min，心律齐，各瓣膜区未闻及病理性杂音，腹部平软，无压痛、反跳痛，肝、脾肋下未触及，双下肢无水肿。

5月余前无明显诱因出现面黄、乏力，于当地医院查血常规示：WBC $31.5×10^9$/L，Hb 67g/L，PLT $121×10^9$/L。后于我省某三甲医院骨穿示：增生极度活跃，原始、幼稚淋巴细胞84.0%。外周血细胞形态：幼稚淋巴细胞44.0%。流式免疫分型：R2占骨髓有核细胞的88.3%，表达CD33、CD34、CD19、CD10、CD22、cCD79a、CD123，部分表达CD38、CD58，不表达CD64、CD14、CD16、CD4、CD13、CD7、CD56、CD11b、CD15、CD8、CD20、CD117、CD2、CD3、CD5、HLA-DR、MPO。染色体：46，XX［8］。*MLL-AFX*、*TLS-ERG*、*TEL-ABL*、*E2A-HLF*、*MLL-AF6*、*MLL-ENL*、*dup-MLL*、*SIL-TAL1*、*MLL-AF4*、*E2A-PBX1*、*BCR-ABL*融合基因均阴性。诊断为急性B细胞型淋巴细胞白血病伴CD33+表达。于2015年9月5日始给予激素诱导试验治疗，具体：DXM 10mg，第1~7天。于9月13日始给予VDCP方案化疗，具体：DNR 60mg，第1~3天、第15~17天；CTX 1.0g，第1天；VCR 2mg，第1、8、15、22天；DXM 10mg，第1~8天、第12~19天。期间与其胞妹配型全相合，化疗1周期后复查骨髓象：增生活跃，原始、幼稚淋巴细胞13.2%。待血象恢复后因怀孕早期于10月13日在妇产科行药物流产。11月4日再次复查骨髓

象：增生活跃，原始、幼稚淋巴细胞84%。后给予MEA方案化疗，具体：Mito 10mg，第1~3天；Ara-C 0.2g，第1~7天；VP-16 0.1g，第1~5天。12月2日骨髓象：增生活跃，原始、幼稚淋巴细胞78%。后给予Hyper-CVAD A方案化疗，12月23日骨髓象：增生活跃，原始、幼稚淋巴细胞35.6%；于12月27日给予Hyper-CVAD B方案化疗，化疗结束复查骨髓象：幼稚淋巴细胞仍占35.6%。

患者2015年1月31日入我院后的血常规：WBC 2.31×10⁹/L，Hb 121g/L，PLT 256×10⁹/L，骨髓象：增生明显活跃，幼稚淋巴细胞72.8%。于2015年2月6日至2015年2月17日给予MTX+L-Asp方案化疗：MTX2.0g，第1天；L-Asp 10 000U×10d。化疗结束后第8天，骨髓细胞检查显示幼稚淋巴细胞34.2%。并且出现了严重的肺部感染，经抗感染治疗，患者感染好转。

2015年4月16日患者再次入院，骨髓细胞检查显示幼稚淋巴细胞92.2%。于4月21日始给予改良的CAG+P方案化疗，具体：G-CSF 150μg，皮下注射，每12h 1次，第1~10天；Ara-C 20mg，皮下注射，每12h 1次，第1~10天；Acla 20mg，隔日1次，共5次；第5天、第18天分别肌内注射培门冬酶（PEG-Asp）3 750IU。

5月9日（化疗的第19天）骨髓细胞检查结果：幼稚淋巴细胞占15%。再次肌内注射PEG-Asp 1次。治疗期间肺部感染未加重。

5月27日骨髓细胞检查结果：增生活跃，幼稚淋巴细胞占0%。遂于2015年5月28日再次给予半量CAG预激方案治疗后，于2015年6月21日行全身放疗（TBI）/Cy方案预处理，具体：TBI 5Gy，-6d、-5d，VP-16 330mg（200mg/m²），-5~-3d，CTX 3.8g（60mg/kg），-3d、-2d，于2015年6月27日回输其胞姐外周血干细胞，+16d粒系重建，+19d血小板重建。2015年9月24日（移植后3个月）血常规：WBC 2.25×10⁹/L，Hb 90g/L，PLT 94×10⁹/L，EBV-DNA（-），CMV-DNA（-），PBK（-）。白血病流式细胞仪MRD检测示未见到幼稚细胞。骨髓象：增生活跃，幼稚淋巴细胞0%，供体细胞嵌合率98.2%。2016年3月8日（移植后9个月）血常规：WBC 3.65×10⁹/L，Hb 110g/L，PLT 1 112×10⁹/L，EBV-DNA（-），CMV-DNA（-）。白血病流式细胞仪MRD检测示未见到幼稚细胞。骨髓象：增生活跃，幼稚淋巴细胞0%，供体细胞嵌合率100%，目前移植后两年多身体状况良好，已回归正常生活。

诊疗策略分析

复发、难治性成人ALL的中位生存期短，总体预后差。积极行再诱导化疗，达缓解后行造血干细胞移植术，能为患者提供延长生存时间的机会。但是，复发、难治性成人ALL再次诱导的缓解率低，而且采用大剂量化疗所带来的骨髓抑制及并发感染等都影响着患者预后。

我们收治的这例患者在外院完善骨髓象、染色体、流式细胞等相关检查，诊断是明确的。患者经VDCP方案诱导治疗1周期，按国内疗效标准评估达部分缓解（PR），而后疾病进展，后续包括Hyper-CVAD在内的方案化疗3个周期均未获缓解。首次入我院后分析该患者为中青年女性，B-ALL型，治疗强度大，为难治性ALL，诱导期间未使用L-Asp。接下来治疗的选择主要是与胞姐行全相合的异基因造血干细胞移植术，但未达缓解移植效果差，故考虑应用含HD-Ara-C的FLAG方案或含L-Asp的再诱导方案争取达到缓解。文献报道L-Asp与MTX联合有协同抗白血病作用，有报道将二者结合的联合化疗用于治疗儿童及成年人难治、复发性ALL的有效率为33%~62%。故先给予MTX+L-Asp挽救方案治疗，但效果不佳。

由于多周期化疗及疾病的不缓解，患者机体抵抗力下降，感染风险逐渐加大，先后出现肺部真菌感染，增加了后续治疗的难度。对于一个既往肺部有真菌感染病史的难治性成人ALL，接下来的治疗选择是直接移植、放弃治疗，还是采取以柔克刚的方案治疗？

吴德沛教授等采用CAG方案治疗难治、复发性ALL18例，其中8例（44.4%）获得CR，3例（16.6%）获得PR，总有效率61%。CALGB9511方案中采用两次PEG-Asp肌内注射联合VCR、DNR、CTX、PDN作为诱导方案治疗成人ALL，85例患者接受治疗，其中71例（83%）达完全缓解。Douer等对25例患者进行单次PEG-Asp治疗，1个疗程后CR率92%。Aguayo等将PEG-Asp联合甲氨蝶呤（MTX）、VCR、PDN治疗32例难治、复发性成人ALL的诱导治疗，7例（22%）达完全缓解，5例死于化疗后感染，无过敏反应发生。国内周道斌教授等指出PEG-Asp的过敏反应发生率极低，可安全地用于年轻成人ALL和T细胞非霍奇金淋巴瘤（T-NHL）患者的治疗。

我们后续给予CAG+PEG-Asp方案行再诱导治疗1周期获得完全缓解，期间4度以上的粒细胞缺乏时间（中性粒细胞$<0.5×10^9$/L）为9d（4

月30日至5月8日），血小板低下（<20×10⁹/L）持续7d（5月1日至5月7日），期间未出现肺部感染加重的症状，无过敏反应及胰腺炎发生。

（米瑞华　魏旭东）

10.CAR-T细胞治疗异基因造血干细胞移植后复发急性B淋巴细胞白血病1例

病例简介

患者男性，26岁。2013年12月9日无诱因出现头晕、乏力，无发热、咳嗽、咳痰等不适。在当地医院查血常规：WBC 41.6×10⁹/L，Hb 62g/L，PLT 23×10⁹/L。至某国家级医院行骨穿检查示：骨髓增生极度活跃，原始淋巴细胞未见，幼稚淋巴细胞94%。免疫表型示：异常细胞群约占有核细胞的91.8%，表达CD34、HLA-DR、CD10、CD19、CD9、CD123、cCD79a、TdT、CD58，符合Common B-ALL表型，诊断为"急性淋巴细胞白血病（ALL）Common B型"。染色体核型分析，可见异常克隆性t（1；7），*BCR/ABL*融合基因及*MLL*、*TEL/AML1*、*SIL/TAL1*、*FLT3/ITD*、*FLT3/TKD*、*C-kit*、*C-kit D816*基因均阴性。从2013年12月14日到2014年4月23日先后给予VDCLP、Hyper-CVAD B和FA方案化疗，化疗后幼稚淋巴细胞分别占8.0%、21.6%和10.2%，提示PR。2014年4月25日转入我院给予CAG+PEG-Asp+PDN方案化疗。2014年5月17日复查骨穿示：增生减低，未见原始淋巴细胞，幼稚淋巴细胞12.6%。2014年5月17日在上述化疗的基础上加用重组人血管内皮抑制素注射液（恩度），2014年6月6日复查骨穿：增生活跃，未见原始淋巴细胞，幼稚淋巴细胞1.6%。期间与其胞弟HLA配型6/6相合，2014年6月21日给予TBI+VP-16+Ara-C+Cy方案预处理，2014年6月27日和2014年6月28日行亲缘异基因造血干细胞移植（allo-HSCT），共回输其弟外周血造血干细胞单个核细胞（MNC）9.05×10⁸/kg，CD34+细胞7.02×10⁶/kg。+10d粒系植入，+13d巨核系植入。+37d出现多瘤病毒尿症、巨细胞病毒血症，给予水化、碱化及抗病毒治疗后得到控制。2014年8月29日出现Ⅱ度皮肤移植物抗宿主病（graft versus host disease，GVHD），给予环孢素（CsA）胶囊、甲泼尼龙（MP）针、MTX针控制GVHD。控制后逐渐减量免疫抑制剂，+172d停用免疫抑制剂。移植后多次复查骨髓形态学未见异常，供体细胞嵌合率100%，白血病残留病灶阴性。染色体：46，XY［20］。2016年6月31日复查骨髓象：有核细胞增生明显活跃，幼稚淋巴细胞20.2%，巨核细胞可见。外周血未见幼稚淋巴细胞。供体细胞嵌合率66.8%。白血病MRD：CD19＋B淋巴细胞占有核细胞比例约为28.6%，CD19＋、CD34＋、CD38dim+、CD10+、CD20dim+、CD45dim+异常B淋巴母细胞占24.9%。提示复发。随即进行二次移植，给予美法仑（Mel）200mg/m²，回输原供者外周血造血干细胞MNC 5.58×10⁸/kg，CD34+细胞3.12×10⁶/kg。+13d粒系和巨系重建，行骨穿检查：骨髓增生活跃，幼稚淋巴细胞占23%，供者细胞嵌合率82.47%。提示二次造血干细胞移植后仍未缓解，遂停用免疫抑制剂，给予IL-2诱导移植物抗白血病（graft versus leukemia，GVL）效应，并口服沙利度胺片和巯嘌呤片治疗。一周后出现Ⅲ度皮肤GVHD，停用IL-2。2016年8月1日再次行骨穿检查：有核细胞增生活跃，幼稚淋巴细胞53.2%，提示仍未缓解。2016年8月4日抽取外周血100mL行嵌合抗原受体T（chimeric antigen receptor，CAR-T）细胞治疗。2016年8月7日给予FC方案化疗，具体：Flu 50mg×3d，CTX 1.6g×2d。于2016年8月13日、2016年8月15日和2016年8月17日分别回输CAR-T细胞1×10⁵/kg、3×10⁵/kg和1.5×10⁶/kg（表1；回输的CD19 CAR-T的免疫表型见图3，患者外周血和骨髓内CD19 CAR-T细胞的动态监测见图4，CAR-T细胞回输后患者的体温、脉搏和血常规变化见图5，CAR-T细胞回输前和回输后骨髓细胞的CD19细胞含量见图6）。2016年8月17日白细胞降至0.22×10⁹/L，并出现细胞因子释放综合征（cytokine release syndrome，CRS）和毛细血管渗漏综合征（CRS时各细胞因子的动态变化见图7），给予解热镇痛药物和物理降温，静脉滴注亚胺培南西司他丁防治感染，同时给予快速补液，补充电解质，并间断输注白蛋白、红细胞、血浆和血小板，并强迫利尿。2016年8月22日CRS反应期结束，白细胞回升至1.56×10⁹/L，血小板回升至81×10⁹/L。2016年8月25日再次行骨穿检查，骨髓完全缓解，供者细胞嵌合率100%。随后半年内每个月复查1次，骨髓均完全缓解。

表1　CD19 CAR-T细胞回输的数量（/kg）及细胞表型（%）

输注时间	细胞数量	CAR+	CD3	CD4	CD8
2016年8月13日（D0）	1×10⁵	55.1	99.7	48.4	43.6
2016年8月15日（D2）	3×10⁵	54.2	99.4	43.8	50.0
2016年8月17日（D4）	1.5×10⁶	45.5	99.8	30.8	63.3

诊疗策略分析

该患者系成人B细胞型ALL（B-ALL），伴异常染色体克隆性t（1；7），标准的化疗方案VDCLP诱导不能达到CR，属于难治性成人ALL，换用二线化疗方案化疗2个周期，仍不能达到CR。患者治愈的唯一手段是allo-HSCT，有两种方法可供选择，一种是不缓解状态下的强行移植，另外一种是换用其他方案诱导，诱导后再行移植治疗。患者转入我院后，我们选用了新的方案，应用CAG+PEG-Asp+PDN方案诱导，化疗过程中进行骨穿评估，效果并不理想。加用抗血管生成药物恩度后才艰难缓解。期间患者和其弟HLA配型6/6相合。考虑到患者应用多种化疗方案诱导都不缓解，表明白血病细胞对化疗药物不敏感，故移植的预处理方案选择了以全身放疗为主的方案。患者移植的过程顺利，没有出现严重的GVHD，移植后半年停用了全部免疫制剂。

患者在移植后2年常规复查时，发现骨髓细胞学复发。目前造血干细胞移植后复发的治疗方法有化疗、供体淋巴细胞输注（donor lymphocyte infusion，DLI）、化疗+DLI、二次移植。国外研究表明，更换供者的二次移植和使用原供者疗效相当，因此我们仍使用原来供者的干细胞进行移植。在应用Mel 200mg/m^{2}预处理后回输了原供者外周血造血干细胞，粒系、巨核系均顺利重建。骨穿检查显示供者细胞嵌合率有所上升，但并未达到100%，表明二次移植后仍未缓解。立即停用免疫抑制剂，给予IL-2诱导GVL效应，患者尽管诱导出Ⅲ度皮肤GVHD，但骨穿评估供者细胞嵌合率不但没有上升，反而继续下降。这让我们的治疗进入了困境。山重水复疑无路，柳暗花明又一村。此时我们想到了CAR-T细胞治疗。

CAR-T细胞是指通过基因工程改造使T淋巴细胞表达识别肿瘤的特异性抗体嵌合抗原受体和共刺激信号，构建特异性的CAR-T细胞，从而具有非MHC依赖性的肿瘤抗原特异性识别、增殖和杀伤肿瘤细胞的能力。基因转导技术的应用，使CAR-T细胞显示出靶向性、杀伤性及持久性，并且该治疗在特异性杀伤肿瘤细胞的同时，不会引起致命的GVHD，且患者耐受性好。据报道，首例成功利用CAR-T细胞免疫治疗CD19+B细胞儿童ALL女孩Emily Whitehead后，费城儿童医院和宾夕法尼亚大学研究了30名复发、难治性B细胞恶性肿瘤患者，给予$1×10^6$~$1.74×10^6$/kg的CD19-CAR-T细胞治疗，输注后1个月，90%（27/30）的患者获得完全的形态学缓解，其中22名患者获得了分子生物学缓解。CHOP/Penn研究还发现，高肿瘤负荷（白血病细胞大于50%）的儿童和成人CR率是82%，T细胞输注后6个月评估所有患者的生存状态，无事件生存率达67%，整体生存率达78%，但是7名获得CR的患者在CD19-CAR-T输注后6周至8.5个月期间复发，随后这些患者都因疾病进展死亡。因此，CAR-T细胞可以作为复发、难治性ALL和慢性淋巴细胞白血病（CLL）患者造血干细胞移植前的桥接。美国西雅图儿童医院选取了13名异基因造血干细胞移植后复发的B-ALL患儿入组，CAR-T输注前进行化疗预处理，然后给予$5×10^5$~$5×10^6$/kg的CD19-CAR-T细胞输注。结果显示CD19-CAR-T细胞扩增高峰发生在输注后1~2周，85%（11/13）的入组患者获得了分子学缓解，1名患者获得部分缓解，1名患者随后复发，12名患者发生了CRS，4名患者发生了可逆性脑病，这些不良反应经托珠单抗治疗后明显好转。本例患者给予FC（Flu+CTX）化疗后，分3次共回输CD19-CAR-T细胞$1.9×10^6$/kg。+5d出现CRS，持续时间5d，经对症支持治疗后控制。治疗后半年内每个月复查1次，骨髓均完全缓解。最近美国国家癌症研究所（NCI）研究报道了同种异体造血干细胞移植供者T细胞表达特异性的抗CD19-CAR，可诱导移植后B细胞恶性肿瘤进展的患者缓解，且不引起严重的GVHD。研究选取了20名allo-HSCT后的B细胞恶性肿瘤患者，输注$5×10^6$/kg CD19-CAR-T细胞，结果显示，8名获得了缓解，其中6名患者完全缓解，2名部分缓解，ALL反应率最高，80%患者获得MRD阴性的CR，CLL和淋巴瘤患者也有反应，CLL患者CR持续时间最长大于30个月，所有患者的6个月无进展生存率是39%，整体生存率是90%；CAR-T细胞输注后没有患者发生GVHD，治疗相关的毒性包括发热、心动过速和低血压，经支持治疗可以缓解；研究还发现，患者血液中CD19-CAR-T细胞水平越高，患者获得缓解的机会越大。

CAR-T细胞治疗为复发、难治性ALL和CLL及B细胞淋巴瘤提供了新的治疗手段，为造血干细胞移植后复发的患者带来了福音。

（周　健　宋永平）

二、淋巴瘤典型病例的诊断和治疗

11.T-大颗粒淋巴细胞白血病1例

病例简介

患者男性，66岁。因"发现淋巴细胞增高10年余，乏力1个月"于2010年5月就诊于我院。患者10年前因"发热"就诊于当地医院，发现淋巴细胞数增高（具体不详），行骨髓检查排除了"急性白血病"，给予抗感染治疗后好转出院。2010年4月因"乏力，活动后心慌"就诊于当地医院，查血常规示：WBC 11.71×10⁹/L，Hb 59 g/L，PLT 78×10⁹/L，淋巴细胞比例92.9%。腹部超声：胆囊结石，脾大。遂就诊于我院。入院后血常规（2010年5月27日）：WBC 14.97×10⁹/L，Hb 53 g/L，PLT 62×10⁹/L，淋巴细胞比例91.64%，淋巴细胞计数13.72×10⁹/L。流式免疫分型是异常细胞比例81.28%，表达 cCD3、CD3、CD2、CD8、CD7、CD38、HLA-DR，提示 T 淋巴细胞增殖性疾病，未明确分型，给予输血支持后出院。院外患者间断输血支持，监测血常规示白细胞持续增高。2015年4月因"双下肢水肿，乏力，气短"就诊于我院，入院查体：贫血貌，全身皮肤黏膜无出血点，浅表淋巴结未触及肿大，双肺呼吸音清。心率80次/min，心律齐。腹软，肝、脾肋下未触及。辅助检查：入院时血常规：WBC 3.54×10⁹/L，红细胞（RBC）1.28×10¹²/L，Hb 46.00g/L，PLT 41×10⁹/L，中性粒细胞15%，淋巴细胞82.2%。肝、肾功能正常。骨髓涂片：骨髓有核细胞增生减低，成熟红细胞大小不一，部分红细胞Hb充盈欠佳；淋巴细胞比例明显增高，占84%，其中68%的淋巴细胞胞浆内可见较多大小不一的嗜天青颗粒，单核细胞形态大致正常。外周血白细胞数稍减低，淋巴细胞比例明显增高，占90%，其中79%的淋巴细胞胞浆内可见较多大小不一的嗜天青颗粒。流式免疫分型：异常T细胞约占有核细胞的81.8%，表达CD2、CD7、CD3、CD8、CD45RA，弱表达CD45RO，部分表达CD57、CD56，不表达CD16、CD5、CD4、CD25、CD26、TCRγδ，符合T-LPD表型，倾向大颗粒细胞白血病。大颗粒淋巴细胞免疫表型：成熟淋巴群约占有核细胞的76.5%；CD3-CD16+/56+NK细胞占淋巴细胞的0.22%；CD3+CD16+/56+NK样T细胞占淋巴细胞的57.8%；CD3+CD57+LGL细胞占淋巴细胞的37.9%；*TCR*基因重排：发现*TCRG*区域出现单克隆基因重排。诊断：T-大颗粒细胞白血病（T-LGLL）。给予"MTX 15mg，每周1次；环孢素（CsA）125mg，每12h 1次"方案治疗，患者因肌酐升高，将治疗方案调整为"MTX 15mg，每周1次；CsA 50mg，每12h 1次；PDN 25mg，每日1次"，期间给予输注成分血对症支持治疗，患者血象较前好转。后因不洁饮食后相继出现肠道感染、肺部真菌感染、格林-巴利综合征，血象显著下降，给予亚胺培南西司他丁钠、伏立康唑、大剂量丙种球蛋白抗感染治疗后好转，继续给予小剂量MTX（15mg，每周1次）、CsA（50mg，每12h 1次）、CTX（50mg，每日1次）治疗，间断给予输血支持治疗，患者逐渐脱离输血依赖。

诊疗策略分析

大颗粒淋巴细胞（LGL）是一个有独特形态特征的淋巴细胞亚群，占外周血淋巴细胞总数的10%~15%，根据其是否表达CD3分化抗原，可分为CD3+ T细胞LGL和CD3- NK细胞LGL。T-LGLL是一种病因未明的异质性疾病，该病于1975年被Brouet描述为T细胞变异性慢性淋巴细胞白血病，后于1985年由Loughran冠以现在的名称。2008年世界卫生组织（WHO）将LGLL分为T-LGLL、侵袭性NK细胞白血病和NK细胞慢性淋巴增殖性疾病（CLPD-NK）3种类型。LGLL在北美占慢性淋巴胞增生性疾病的2%~5%，在亚洲约为6%。临床呈惰性病程，进展缓慢，中位生存期大于10年。该病多见于老年人，中位诊断年龄约60岁，无性别差异。约1/3患者在疾病诊断时无症状，多因其他原因查血常规发现血象异常而诊断。约2/3的患者在疾病过程中出现症状，如反复的感染、贫血等，并常伴有自身免疫紊乱，我国以纯红细胞再生障碍性贫血（PRCA）多见，西方国家以类风湿关节炎为多见，血清学检查可有类风湿因子、抗核抗体阳性，可有脾、肝大，淋巴结肿大罕见。其诊断主要基于临床表现和实验室检查两个方面。典型的临床表现包括与中性粒细胞减少相关的发热，反复细菌性感染，半数患者有贫血，但血小板减少不多见，20%~60%的患者有轻中度的脾大，肝大者不足20%，淋巴结肿大罕见。可有全身B症状，部分患者存在类似类风湿性关节炎的表现。

实验室检查包括以下几方面。①血常规：白细胞计数中度升高，中性粒细胞明显减少，淋巴细胞计数>5×10⁹/L，其中LGL占50%~90%，持续6个月以上，但文献报道部分患者LGL计数也可不显著增高。②骨髓涂片：可见红系增生低下，髓系细胞成熟障碍，LGL呈间质性浸润，散在成团。T-LGL的形态学特点：胞体较大，胞浆丰富，苍白色，可见大而明显的嗜天青颗粒。③典型免疫表型：CD3+，CD8+，CD16+，CD57+，HLA-DR+，TCRαβ+，CD4-，CD56-。少见的情况有CD4+TCRαβ+和CD4+TCRγδ+，后者中60%表达CD8，其余的为CD4-CD8-。CD5和CD7在T-LGLL弱表达或不表达。CD16和CD57的表达可见于80%以上的病例。

本例患者因感染、乏力就诊，查体提示脾大，血常规提示白细胞升高，以淋巴细胞升高为主，病程反复迁延十余年，10年前流式检测结果已提示为T淋巴细胞增殖性疾病，但因当时对该病的认识不足，没有对其进行进一步的检查和明确诊治。患者的骨髓及外周血细胞形态符合T-LGLL的特点，流式免疫表型也符合典型T-LGLL的特点，同时能检测到TCR基因的重排，诊断T-LGLL明确。

值得注意的是，T-LGLL的临床症状变化较大，诊断的关键需要确定T-LGL的免疫表型和克隆性，有时须对LGL的绝对值高低和升高持续时间灵活处理，当患者LGL绝对值升高、临床表现严重感染时，即使病程未满6个月，也应该及时做出诊断。也有些患者淋巴细胞绝对值并无升高，LGL>2.0×10⁹/L或LGL形态不典型，诊断则须依靠流式免疫表型和TCR/NKR基因克隆性重排，除了PCR（聚合酶链反应）和印迹法外，应用单克隆抗体通过流式细胞术测定TCRVβ是一种较新的检查方法，灵敏性高，也是目前检测确定T-LGL的克隆性特异性最高的方法。

（熊媛媛　周可树）

12. 误诊为原发性血小板减少症的慢性淋巴细胞白血病1例

病例简介

患者男性，70岁，在外院诊断为慢性免疫性血小板减少症（ITP）入院，入院2年余前间断出现皮肤瘀斑。2014年3月血常规：WBC 7.48×10^9/L，淋巴细胞3.58×10^9/L（正常值范围内），PLT 16×10^9/L。体格检查：全身浅表淋巴结未触及明显肿大，肝、脾肋下均未触及。PET-CT发现锁骨上多发淋巴结肿大，未行病理检查，未明确诊断。先后于当地医院及当地省级医院行骨髓细胞学检查（两次相隔1年余），结合其他检查，均诊断为ITP。患者曾前往广东、山东及天津等地医院就诊，均诊断为ITP。先后应用"糖皮质激素、丙种球蛋白、重组人促血小板生成素、艾曲波帕、长春新碱联合雷公藤多苷"等治疗，效果均不佳，血小板无法维持在30×10^9/L以上。2015年6月血常规：白细胞11.8×10^9/L，淋巴胞6.6×10^9/L（较正常值增高），血小板10×10^9/L。入院前1个月行切脾治疗无效。入院后查体：左侧颈部、锁骨上及腋窝均可触及多发肿大淋巴结，以颈部为著，最大者约2cm×2cm，光滑，质软，无触痛，与周围组织无粘连。查血常规：淋巴细胞8.86×10^9/L，PLT 7×10^9/L，Hb 109g/L。行彩超检查示：左侧锁骨上、左侧腋窝低回声团，考虑肿大淋巴结，性质待定。行CT检查示：①左锁骨下、纵隔见多发小淋巴结，建议随诊；②胸10水平往下椎前、腹膜后见多发增大淋巴结。骨髓细胞学示：淋巴细胞占47.4%。骨髓免疫分型示：异常成熟B淋巴细胞占有核细胞的25.2%，表达CD19、CD5、CD23、Lambda，弱表达CD20、CD22。*BCR*基因重排阳性。骨髓活检示：以淋巴细胞为主，散在分布，巨核细胞不少，以分叶核粒细胞为主。染色体核型：46，XY。遂明确诊断为慢性淋巴细胞白血病（CLL）。给予6个疗程利妥昔单抗600mg×1d联合血浆400mL×5d、甲泼尼龙（MP）40mg×5d，效果良好。目前完成治疗后半年，多次复查病情稳定，血小板均在正常值范围内。

诊疗策略分析

CLL是主要发生在中老年人群的一种成熟B淋巴细胞克隆增殖性疾病，以淋巴细胞在外周血、骨髓、脾及淋巴结聚集为特征。ITP是一种自身免疫性出血性疾病，以体内血小板抗体的增加造成血小板破坏增多或（和）血小板生成不足为主要特点。ITP为CLL的并发症之一，其发生率为2%~5%，可发生在CLL的早期或者中后期。如果发生在早期，极易误诊为原发性ITP。同时，血小板减少既作为CLL与小淋巴细胞淋巴瘤的鉴别诊断项目，也是CLL开始治疗的指征及预后因素之一。

关于此病例的诊断，该患者早期诊断为ITP，是由于其主要临床特征及骨髓细胞学符合ITP的临床表现，CLL的临床特征不明显，而且患者治疗态度积极，基础药物为糖皮质激素，再结合其他药物治疗，故绝大多数检查中，淋巴细胞比例不高、淋巴结无显著增大，导致后面就诊的医院均无充分证据怀疑或者推翻最初的诊断。客观上，此前所有接诊的医生均未与CLL并发ITP相鉴别，可能存在门诊接诊时间短、机械沿袭上级医院诊断或对此CLL并发症认识不够等原因，还有可能是因为基层医院重视出血、轻视淋巴结肿大。这也再次提醒医务人员，对于ITP这种排他性诊断，如果治疗效果不佳或者病情反复，一定要与淋巴增殖性疾病相鉴别。

治疗方面，由于误诊为ITP，前期治疗应用糖皮质激素、丙种球蛋白、VCR、脾切除术、重组人血小板生成素，涵盖了治疗ITP的大多数药物，却无法达到CR或出现无效（NR）、复发。由于此前医院客观上未使用利妥昔单抗、免疫抑制剂、烷化剂、嘌呤类似物等药物，这些药物既可用于ITP亦可应用于CLL，所以我们才有机会接诊此类患者，并证实CLL并发ITP，否则可能需要更长时间才能发现或者永远无法发现此种误诊。考虑到患者高龄、长期应用免疫抑制剂、脾切除、抵抗力下降，故我科在治疗上未考虑细胞毒药物。此患者6个疗程治疗结束后，血小板正常，淋巴结肿大消失，且无严重感染等并发症发生，目前随访6个月，血小板正常，病情稳定，生活质量较好。

CLL常出现自身免疫现象，故可产生针对血小板或者红细胞的自身抗原的抗体。我们经常学习和临床所见的是CLL合并自身免疫性溶血性贫血。有研究表明，CLL患者中免疫球蛋白重链可变区（*IGHV*）的基因突变状态、重链补体结合区3（*HCDR3*）的排列亚型及遗传学异常与ITP的发生率有关；另外，包含发生率更高的溶血性贫血的一些研究表明，*IGHV*基因非突变状态、CD38与ZAP70的高表达、$β_2$微球蛋白的浓度升高与ITP有关。

CLL患者如果单独出现血小板减少，应怀疑是自身免疫引起的；如果突然出现血小板数量降低，并排除脾大、感染或化疗等因素，同时骨髓出现大量巨核细胞，可考虑ITP。血小板抗体试验可检测结合到血小板上的自身抗体，但特异性差，诊断价值低。故目前CLL合并ITP为临床诊断。小淋巴细胞淋巴瘤则无ITP现象。

在Binet和Rai分期的标准中，ITP不作为参考项目，但一项多中心研究表明，合并ITP的CLL患者比无此合并症的CLL患者预后差，很可能是因为合并ITP患者中同时发现存在CLL预后不良指标，如*IGHV*非突变基因型，以及出血风险增加。

《中国慢性淋巴细胞白血病/小淋巴细胞淋巴瘤的诊断与治疗指南（2015版）》（以下简称《指南》）表明，激素是治疗ITP的一线药物，比如口服PDN1mg/kg或者等量的其他皮质激素，或者高剂量地塞米松（40mg/d，连续4d，每2周重复1次）；对激素依赖或者快速复发者可加用免疫抑制剂，如CsA、硫唑嘌呤；如发生显著出血，需快速提高血小板数量，可联合丙种球蛋白0.4g/（kg·d）；利妥昔单抗为CD20单抗，广泛应用于淋巴增殖性肿瘤及自身免疫性疾病，可用于CLL合并ITP。有报道应用Flu及罗米司亭、艾曲波帕治疗CLL合并ITP。《指南》同时指出，合并ITP且治疗效果不佳者可以开始抗CLL治疗。总之，由于CLL的特殊临床表现，早期以体内血小板抗体的增加造成血小板破坏增多或（和）血小板生成不足为主要特点，其临床特征及骨髓细胞学符合ITP的临床表现，CLL的临床特征不明显，而且在治疗过程中应用糖皮质激素等药物治疗，掩盖了CLL的病情变化，导致疾病进展恶化。因此，临床工作中，对于体内血小板减少、淋巴细胞比例不高、淋巴结无显著增大且应用免疫抑制剂、激素等多项治疗无效的老年患者应多从不同角度思考，从而早诊断，早治疗，提高患者生活质量。

（周　虎　刘新建）

13. 原发乳腺弥漫大B细胞型淋巴瘤1例

病例简介

　　患者女性，45岁，因发现右乳肿块1年余，发现淋巴结肿大1周于2014年7月入院。入院1年余前无意中发现右侧乳房内有一肿块，约鸡蛋黄大小，不伴乳房疼痛，双乳头无溢液，双乳头无凹陷，皮肤无红肿，口服小金丸、逍遥丸、头孢氨苄胶囊（具体用法不详）1周余，外敷膏药（具体不详）8d，效果差。2013年12月右乳肿块逐渐增大至成人拳头大小，外院彩超检查提示右乳腺体增厚、回声杂乱不均伴囊实性包块，双侧腋窝可见肿大淋巴结。来我院就诊，以"乳腺癌"收住院。既往史无特殊，母亲18年前患乳腺癌治疗后健在。专科查体：双侧乳房对称，皮肤无红肿，未见橘皮样改变，双乳头无凹陷，双乳头无溢液。右乳3外侧象限可触及一肿块，大小约12cm×6cm，质硬，边界欠清，活动度差；左乳未触及肿块，右侧腋窝可触及一肿大淋巴结，质硬，边界清，活动度差，大小约2.5cm×2.0cm，左侧腋窝及双锁骨上窝未触及肿大淋巴结。血常规、血生化、乳腺肿瘤标记物均正常。乳酸脱氢酶（LDH）258U/L（正常值109~245U/L），β_2微球蛋白2.4mg/L（0.8~2.2mg/L）。彩超：右侧乳腺低回声团（BI-RADS Ⅳc），右侧锁骨下、右侧腋窝可见肿大淋巴结，左侧锁骨下、左侧腋窝、肝、胆、胰、脾未见明显异常。2014年7月23日在超声引导下行经皮肿块空芯针活检术，乳腺活检病理回示（B1408784）：弥漫大B细胞淋巴瘤，非特指性。免疫组化：瘤细胞：CD20+，PAX5+，Mum-1，Bcl-6+，Bcl-2+，CD10-，CD5-，CD43散+，CD3灶+，KI67+约90%，C-Myc 20%~30%。上皮细胞：CK-，CK7-，ER-，PR-，CD56-HER-2-，SYN-。滤泡树突细胞：CD21+。右侧腋窝肿块细针穿刺活检病理（F1408784）回示：倾向恶性肿瘤，非霍奇金淋巴瘤（NHL）不排除。骨髓检查正常。

　　修正诊断为非霍奇金淋巴瘤ⅡEX期弥漫大B细胞型，侵及右侧乳腺、右侧锁骨下、右侧腋窝淋巴结，非生发中心型，经年龄校正的国际预后指数（aaIPI）评分1分（LDH），低中危组。

2014年8月2日始给予R-CODX-M/R-IVAC交替化疗6周期。R-CODX-M具体剂量：利妥昔单抗（美罗华，R）600mg，化疗前1天；CTX 0.8g，第1天，300mg，第2~5天；表柔比星（EPI）60mg，第1天；VCR 2mg，第1天、第8天；MTX 3.5g，第10天。R-IVAC具体剂量：利妥昔单抗600mg，化疗前1天；异环磷酰胺（IFO）2.0g，第1~4天；VP-16 100mg，第1~4天；Ara-C 2g，每12h 1次，第1~2天。期间共行腰穿及三联鞘内注射6次，脑脊液未见异常。第2、4周期治疗后复查CT、彩超评估病情，达PR。6周期后行PET-CT评价疗效，达PR。2015年1月8日行VP-16 500mg×3d动员化疗后行造血干细胞采集（MNC 7.62×10⁸/kg，CD34+细胞4.48×10⁶/kg）。采集后于2015年2月5日给予R-EPOCH方案巩固化疗，具体剂量：利妥昔单抗600mg，化疗前1天；VP-16 80mg+VCR 0.5mg+EPI 20mg，每日1次，第1~4天，持续96h；CTX 1.0g，第5天；DXM 15mg，第1~5天。2015年2月24日拟行自体造血干细胞移植（auto-HSCT）。移植前复查彩超、CT提示右侧乳腺肿物较前增大。行右乳肿物粗针穿刺活检。免疫组化：CK-，Vim-/+，CK7-，CD20-，CD79α+，PAX5+，CD3-，Bcl-2+，CD34-，MPO-，CD10+，Cyclin D1+，Ki-67+90%，EBER-。病理结果：形态及免疫组化支持非霍奇金淋巴瘤，非小细胞性B细胞淋巴瘤。考虑疾病进展（PD）。2015年3月7日予TBI+Mel方案预处理，具体剂量：TBI 5Gy，-4、-3d，Mel 200mg，-2d。2015年3月11日、3月12日分别输注自体冻存外周血干细胞，术后患者血象恢复可。2015年3月30日转入放疗科，行右侧乳腺、右侧锁骨上下区、右侧腋窝放疗，总剂量45Gy。放疗结束后每3个月随诊至今，疗效评价持续CR状态。

治疗前、中、后影像检查见图8。

诊疗策略分析

乳腺淋巴瘤分为原发和继发两种。原发乳腺淋巴瘤（primary breast lymphoma，PBL）是一种发病率较低的淋巴瘤亚型，约占乳腺恶性肿瘤的0.5%，占NHL的1%，占结外淋巴瘤的2%。常见病理类型为弥漫大B细胞型（56%~84%）、边缘区B细胞型（9%~28%）、滤泡细胞型（10%~

19%）、Burkitt型（<6%），其他少见的病理类型包括间变性大细胞型、周边T细胞型、小淋巴细胞型、淋巴浆细胞型、套细胞型、霍奇金淋巴瘤（各占<1%），近年来与隆胸相关的间变性大细胞淋巴瘤（ALCL）也备受关注。PBL中位发病年龄50岁左右，女性多见，男性中亦有报道，约2%。

PBL的临床症状并不典型，以无痛性乳腺肿块进行性增大最为常见。B症状比较少见，可能与其病灶位置局限有关。通过乳腺钼靶或超声检查不能很好地区分乳腺淋巴瘤和乳腺癌，故单靠临床表现和影像学表现，PBL难以与其他乳腺恶性肿瘤区分，需要活检病理证实确诊。

1972年Wiseman和Liao定义PBL：①病灶位于乳腺；②既往没有乳腺外淋巴瘤病史；③除区域淋巴结受累外，无其他部位受累；④诊断的病理标本来源于乳腺组织。根据这个定义，大部分PBL患者处于 I E期（局限于乳腺内）或 II E期（累及腋窝淋巴结）；双侧乳腺均受累时，大部分研究者倾向于诊断为IV期。虽然大部分乳腺淋巴瘤患者分期较早，但总生存（overall survival，OS）率在结外弥漫大B细胞淋巴瘤（diffuse large B cell lymphoma，DLBCL）中比较低。文献认为，当存在以下因素时，可能预示患者有较差的预后：Ann Arbor分期> I E；较差的体能状态，高LDH；肿块>4~5cm；红细胞沉降率（ESR）>30mm/h；血清可溶性IL-2>1 000kU/L；累及双侧乳腺、高肿瘤微血管密度；aaIPI评分>2等。

在几十年前，手术对于PBL的患者也是很重要的治疗手段。但研究发现手术治疗并没有给患者带来收益，同时还有增加死亡风险、降低总体生存率的趋势。故目前手术仅作为诊断用途，不能作为PBL的一种单独治疗的手段，PBL仍应以全身性治疗联合局部放疗为主。关于PBL的一线化疗方案目前尚未达成共识，但公认需包含至少4个周期的以蒽环类药物为基础的治疗。目前只有少部分研究探讨利妥昔单抗在原发乳腺弥漫大B细胞淋巴瘤（PB-DLBCL）中的地位，一项入组32例患者的前瞻性研究发现，利妥昔单抗的加入对患者3年OS率、无事件生存（EFS）率无明显提高，但患者中枢神经系统（CNS）复发率有所降低。PBL局部复发风险较大，故化疗联合局部放疗能使患者获得较好的结果。放疗部位一般包括患侧乳房、胸壁、同侧腋窝和锁骨上淋巴结区，剂量大多在30~45Gy。但PBL放疗靶区范围目前尚无定论，早期研究认为放疗靶区至少应包括同侧乳腺，对于区域淋巴结及对侧乳腺放疗的意义仍有争议。由于 PBL 发病率较低，对于其 CNS 复发率亦无统一的结论。鉴于 CNS 复发预后极差，目前仍然建议对 PBL 尤其是存在国际预后指数（IPI）评分>2分、双侧乳腺受累或肿瘤直径>5cm 等潜在高危因素的患者行三联腰穿+鞘内注射来预防 CNS 复发。

（高　雪　李玉富）

14. 原发胃 HIV 阴性浆母细胞淋巴瘤 1 例

病例简介

患者女性，39 岁，因"上腹部不适 1 年余"为主诉入院。2013 年 12 月患者无明显诱因出现上腹部不适。自服"奥美拉唑、丽珠得乐"等药物后好转。症状反复发作并逐渐加重。到当地医院行 CT 检查发现胃壁增厚，胃周淋巴结肿大。胃镜检查结果示"胃腺癌"。遂来我院就诊。发病以来，无腹痛、腹胀、发热、盗汗、体重减轻，精神食欲好，大小便正常。既往史、个人史、婚姻史、家族史无特殊。查体：贫血貌，全身浅表淋巴结未扪及；咽不红，扁桃体不大；胸骨无压痛，双肺呼吸音清，未闻及干、湿啰音；心率 80 次/min，律齐，无杂音；腹部柔软，未扪及包块，无压痛及反跳痛，肠鸣音正常；双下肢无水肿。血常规：WBC $3.4×10^9$/L，Hb 88g/L，PLT $172×10^9$/L。肝、肾功能未见异常，LDH 正常，β_2 微球蛋白正常，抗 HIV 阴性。骨髓检查：有核细胞增生活跃，未见异常细胞。腹部增强 CT：胃壁弥漫性增厚，胃体部为著，胃腔相应缩小，胃周多发淋巴结肿大，增强后胃壁及胃周淋巴结明显强化。超声：肝实质回声稍密稍强，胆囊壁增厚。胃镜：胃体部、胃底部黏膜隆起，表面覆污秽苔，质硬。贲门下区受浸润，胃角、胃窦、幽门未见明显异常。十二指肠未见异常。2014 年 12 月在我院普外科行全胃切除术。术后病理：（全胃）恶性肿瘤，提示淋巴瘤可能性大，累及全周，侵及外膜，未累及周围肠组织，切缘干净，送检淋巴结未见异常。免疫组化：Mum-1+、CD38+、C-MYC+、Bcl-2+、LCA+、CD3+、CD5+、CD138 部分+、CD56+、CK18+、CD79a+、Ki-67+>80%、SYN-、CK-、EMA-、CEA-、ALK-、CD20-、PAX5-、CD10-、BCL-6-、CD30-、EBER-。*TCR* 基因重排阴性。省病理大会诊结果示：（胃）浆母细胞淋巴瘤。临床诊断：非霍奇金淋巴瘤 I EA 期浆母细胞淋巴瘤侵及胃，IPI

评分0分。给予EPOCH方案化疗4个疗程，具体：VP-16 0.1g，第1~4天；VDS 1mg，第1~4天；EPI 20mg，第1~4天（以上3种药物持续静脉滴注96h）；CTX 1.0g，第5天；PDN 100mg，第1~5天。给予DICE方案化疗4个疗程，具体：IFO 1.5g，第1~3天；VP-16 0.1g，第1~4天；顺铂（DDP）30mg，第1~4天；DXM 20mg，第1~4天。每2个疗程后复查CT、超声均显示CR。因患者全胃切除后自诉不能平卧及去枕侧卧，化疗期间未行腰穿及鞘内注射化疗药。疗程结束后患者身体恢复，复查期间行腰穿+鞘内注射化疗药1次，脑脊液未见异常。患者于2015年8月结束治疗，目前复查仍处于缓解状态。

诊疗策略分析

浆母细胞瘤（plasmablastic lymphoma，PBL）是一种少见的非霍奇金淋巴瘤，是DLBCL的亚型之一。在HIV阳性患者中的发病率明显高于HIV阴性的患者。可以发生于任何年龄，多见于中老年，男性发病率高于女性。HIV阴性的PBL患者分两类情况，一类是存在其他原因导致的免疫抑制患者，如器官移植术后、自身免疫性疾病、合并肿瘤病史者或者免疫功能减退的老年人。另一类为免疫功能正常的患者。本例患者为中年女性，且HIV阴性，既往体健，免疫功能基本正常，且发病部位位于胃部，属于PBL中的少见类型。与HIV阳性PBL患者相比，HIV阴性的PBL患者在结外器官侵犯上更具有异质性。但出现B症状、骨髓侵犯及发病时晚期的患者低于HIV阳性的PBL患者。

典型PBL的病理表现为受侵犯的淋巴结或结外器官组织结构破坏，肿瘤细胞表现为大的免疫母细胞或浆母细胞弥漫性增生，细胞核椭圆形或圆形，核仁明显。胞浆丰富或中等，核分裂象易见，可见"星空"现象。PBL的细胞表达浆细胞标记，缺乏B细胞标记。具体表现为Mum-1、CD38、CD138阳性，CD19、CD20、PAX5阴性。部分患者表达CD45、CD79a，还有部分患者肿瘤细胞表达T细胞标记CD3及NK细胞标记CD56。*MYC*基因重排或扩增可以在50%的PBL患者中检测到，本例患者的免疫组化标记与文献报道相符。

PBL诊断主要应与多发性骨髓瘤和DLBCL的其他亚型相鉴别。PBL与多发性骨髓瘤的区别在于PBL与EB病毒感染或HIV感染相关，而多发性骨髓瘤具有单克隆免疫球蛋白血症、溶骨性破坏、肾功能异常、高钙血症等临床表现。老年EB病毒阳性DLBCL患者的肿瘤细胞CD20、PAX5、CD79a阳性，而浆细胞标记阴性，可以以此鉴别PBL。ALK阳性间变性DLBCL不表达CD20和PAX5，表达浆细胞标记CD38、Mum-1，但表达ALK蛋白，CD30多阳性，肿瘤细胞可检测到t（2；17）（p23；q23）。原发性渗出性淋巴瘤很少出现肿大淋巴结和包块，主要表现为浆膜腔积液，而本例患者无单克隆免疫球蛋白血症，无溶骨性破坏，无肾功能异常，免疫组化中浆细胞标记均阳性，CD30阴性，可以与多发性骨髓瘤、EB病毒阳性弥漫大B细胞淋巴瘤和间变大细胞淋巴瘤鉴别。

CHOP类方案是最常见的治疗方案，但相对于PBL的高侵袭性来说治疗强度偏低。目前的指南推荐强度更高的化疗方案如EPOCH、CO-DOX-M/IVAC、Hyper-CVAD等。放疗在PBL治疗中的作用尚无肯定结论。在中枢预防方面，由于PBL属于高度侵袭性非霍奇金淋巴瘤，具有较高的增殖指数，与HIV感染密切相关，结外侵犯多见，多伴有*MYC*基因重排，因此推荐PBL患者进行中枢预防。化疗敏感的患者可能从大剂量化疗及auto-HSCT中获益。鉴于PBL传统治疗效果差，一些新药如硼替佐米、来那度胺开始试用于患者并取得了一定的疗效，但病例数较少，缺乏大宗的临床数据来证实其疗效。本例患者选择EPOCH方案序贯DICE方案化疗，多次疗效评价CR，因经济问题未行干细胞移植，但文献报道此类患者复发率高，生存期短，建议行自体干细胞移植进行巩固治疗。

（杜建伟　李玉富）

15.儿童种痘样水疱病样皮肤T淋巴细胞淋巴瘤1例

病例简介

患儿，女，5岁，主诉"反复皮肤红斑、水疱6月余，间断发热3个月，颜面部及双下肢水肿2个月"于2015年9月22日入院。患儿入院前6个月因皮肤红斑、水疱至当地诊所按"过敏"给予抗过敏治疗，效果差。3个月前出现间断发热，热峰39.0℃，在多家医院均诊断为"皮肤过敏及感染"，给予抗感染及抗过敏治疗，无效，病情持续进展。入院1周前至郑州市某医院就诊，怀疑"淋巴瘤"，行皮肤组织病理活检，结果提示（2015年9月17日）：皮肤淋巴组织增生性病变，疑诊"淋巴瘤"。北京儿童医院病理会诊（2015年9月29日）：真皮层大量异形淋巴细胞浸润，免疫组化：CD3＋、CD5+、CD7+、CD56少量+、TIA-1+、溶菌酶+、粒酶B少量+、Ki-67局灶40%+、CD68组织细胞+、BCL-2+、EBER++。EBV-DNA：2.27×10⁶/L，确诊"种痘样水疱病样皮肤T淋巴细胞淋巴瘤"。为进一步诊治来我院。入院查体：体温38.7℃，脉搏98次/min，呼吸23次/min，精神差，右侧眼周皮肤高度肿胀、眼裂变小，睁眼困难。全身可见0.5~1.5cm大小红斑、水疱、结节，部分表面坏死、结痂，痂皮较厚，部分有黄色液体渗出，破溃后色素沉着及结疤，新旧交替。双侧腹股沟可触及数个直径1.5~2.5cm淋巴结，质韧、无压痛、无粘连、活动度可。肝肋下4.0cm，脾肋下2.0cm。血常规：WBC7.5×10⁹/L，淋巴细胞0.73，中性粒细胞0.15。肝功能：ALT 105U/L，AST 87U/L。心肌酶：LDH 374U/L，α-羟丁酸脱氢酶（α-HBDH）193U/L。彩超：颈部、锁骨上下窝、腋窝及腹股沟多发淋巴结肿大，最大23mm×7mm，肝、脾大。骨髓：未见异常淋巴细胞。于2015年9月30日开始CHOP方案化疗（患儿20kg，体表面积：0.8m²。CTX 0.8g，第1天；VCR 1.2mg，第1天；EPI 25mg，第1~2天；PDN 45mg，第1~5天），化疗周期为21d，共8次，同时给予干扰素及阿昔洛韦抗病毒治疗。2个周期化疗后体温得到控制，淋巴结缩小50%以上，皮肤病变基本消失，继续巩固治疗6个疗程，4个疗程后皮肤病变痊愈，淋巴结肿大消退。继而给予"VCR+PDN"维持治疗（VCR 1.5mg/m²，每月1次；PDN 5mg/d），同时继续应用干扰素及阿昔洛韦抗病毒治疗。期间试停用PDN，但是，停药后皮肤病变反复，再次加用PDN后病变消失，患儿呈现激素依赖。治疗期间，多次行EBV-DNA定量检查均高于正常，波动在$6.52×10^4$~$2.27×10^6$/L。

诊疗策略分析

种痘样水疱病样皮肤T淋巴细胞淋巴瘤（hydroa vacciniforme-like cutaneous T-cell lymphoma，HVLL）是一种极为罕见的皮肤型淋巴瘤，1986年Oono等首次描述此病，该病好发于儿童，亦可见于成人。本病病因及发病机制不明确，可能与EB病毒慢性活动性感染或潜伏感染、蚊虫叮咬引起的超敏反应有关。2008年WHO造血淋巴组织肿瘤分类将其划为儿童EBV阳性T淋巴细胞增生性疾病，常合并EB病毒感染，且随着病情的进展，EBER（EB病毒编码的RNA）阳性率增高。因此，难以确定EB病毒感染是本病病因或本病的结果。另外，有学者认为该病可能与蚊虫叮咬引起的超敏反应有关。本病呈慢性、反复发作，夏重冬轻，主要累及曝光部位，也可累及非曝光部位，表现为红斑、丘疹水疱、结痂、坏死及萎缩性瘢痕等，可有疼痛或瘙痒等自觉症状，重者可出现发热，肝、脾、淋巴结肿大等全身症状。病理表现为单一的淋巴样细胞密集分布于真皮层，细胞中等大小，异型性不明显或呈轻度异型性。免疫组化表现为多样，大部分浸润的淋巴样细胞免疫表型为CD2+、CD3+、CD43+和CD8+的T淋巴细胞，也可为CD4+CD8-，也有表达CD56+或CD30+表型的报道，EBER多数呈阳性。本例患者反复出现红斑、水疱、坏死、结痂及萎缩性瘢痕，发病过程中出现发热，皮肤病理示真皮层大量异形淋巴细胞浸润，免疫组化为以T细胞表型（CD3、CD5、CD7）为主，伴有NK细胞表型（CD56），且有细胞毒性T细胞蛋白（如TIA-1、颗粒酶B）表达，肿瘤细胞EBER荧光原位杂交检测阳性，外周血EB病毒载量增高。上述表现均符合HVLL的诊断。

HVLL目前无标准化治疗方案，无大样本循证医学数据，单中心小样本研究采用的有MTX+阿霉素+VCR+PDN+博来霉素、Hyper-CVAD、

CHOP、CHOPE等化疗方案，个别患者有单用干扰素、单用PDN治疗者，疗效差异很大，同一化疗方案预后不同，不同化疗方案疗效相同。影响预后的因素尚难以确定。本病例给予CHOP方案化疗，获完全缓解。应用VCR+PDN维持治疗，疾病维持在缓解状态，但是激素停用后易反复。最佳维持治疗方案及疗程尚待探讨。

EB病毒是双链DNA病毒，属疱疹病毒家族，EB病毒基因编码6种核抗原、3种潜伏细胞膜蛋白和2种编码的小RNA（EBER1、EBER2）。EB病毒与多种淋巴瘤密切相关，其感染模式包括裂解扩增（lytic replication）、潜伏感染（latency）、再激活（reactivation）。抗病毒药物仅在裂解性EB病毒感染中有效。潜伏期感染肿瘤细胞中并不都表达抗病毒药物磷酸化所需要的病毒激酶。因此抗病毒药物在EB病毒淋巴瘤中通常没有效果，除非可以诱导病毒激酶的表达。本病例中我们联合应用多种抗病毒药物治疗效果欠佳，与文献报道一致。

综上所述，HVLL是一种新认识的特殊类型的皮肤NK/T细胞淋巴瘤，症状无特异性，容易误诊，因此，对于皮肤曝光部位反复出现红斑、丘疹、水疱、结痂、坏死及萎缩性瘢痕的儿童，应尽早行皮肤病理及免疫组化检查，以早期诊断、早期治疗。由于该病发病率较低，对其疾病病因、发病机制、治疗及预后等方面认识不足，需积累更多病例，并进行多中心、较大样本量的系统研究。

（赵　瑞　张文林）

16. CD5+弥漫大B细胞淋巴瘤1例

病例简介

患者女性，45岁，因"反复发热2月余"于2015年9月19日入院。患者自2015年7月始反复出现发热，体温波动在37.4～38.6℃，院外多种抗感染治疗效果不佳。当地血常规：WBC 5.98×10⁹/L，Hb 110g/L。铁蛋白1 555ng/mL。骨髓象示增生活跃，原始粒细胞9.8%。考虑MDS-难治性贫血伴原始细胞增多。多次复查心电图、抗核抗体（ANA）、风湿相关指标、结核相关检查、C-13呼气试验及肿瘤标志物均为阴性。2015年9月7日行外周血涂片，未见明显异常。彩超示脾厚39mm。2015年9月15日外院复查血常规：WBC 3.54×10⁹/L，Hb 76g/L，单核细胞1.15×10⁹/L。LDH 712U/L。超声示脾厚42mm。骨髓象示增生活跃，可见一群异常细胞。流式细胞学检测示强表达HLA-DR，表达CD38、CD33、CD56、CD2、CD94，部分表达cCD3。考虑为"异常NK细胞？"，染色体检查见克隆异常：46，XX，der（1），t（3；11）。病程中患者持续有发热、乏力，自诉腰骶部明显疼痛，门诊拟诊为"发热待查"收入院。发病以来体重下降6kg，既往史、个人史、家族史无特殊。查体：神志清，贫血面容，全身皮肤黏膜苍白，全身浅表淋巴结无肿大，心肺无明显阳性体征，肝、脾肋下未及，腰部疼痛明显，活动受限。入院后血常规：WBC 3.47×10⁹/L，Hb 79g/L。LDH 793U/L，铁蛋白1 392ng/mL，甘油三酯1.79mmol/L，β₂微球蛋白3.2mg/L。复查骨髓象示有核细胞增生活跃，淋巴细胞比例占39.6%，其中幼淋样细胞占22.8%。外周血涂片中幼稚淋巴细胞占35%。流式细胞学检测提示异常成熟B淋巴细胞占有核细胞的16.7%，表达CD38、CD5、CD19、HLA-DR、FMC-7、Kappa，强表达CD20，符合CD5+CD10-B淋巴细胞淋巴瘤表型。骨髓基因重排检测时发现*IgL*区域出现单克隆基因重排（*IgL*：140~165。检测位置：149。检测结果：+基因重排率37%），未发现*TCR*单克隆基因重排。骨髓活检病理（中国医学科学院血液学研究所）示骨髓增生极度活跃（>90%），异型细胞增生，免疫组化示该类异常细胞为B淋巴细胞，占20%~30%，呈CD20+、PAX5+、CD3-、CD5-、CD2-、CD7-、CD4-、CD8-、CD56-、CD16-。考虑弥漫大B细胞淋巴瘤侵犯骨髓。PET-CT示L_4椎体局部溶骨性破坏，最大标准摄取值（SUV_{max}）13.0；颅骨、各躯干骨、四肢骨放射性摄取增高，SUV_{max}5.9，考虑骨恶性病变（淋巴瘤浸润?）；脾脏体积增大，约9个肋单元，SUV_{max}4.3，考虑淋巴瘤浸润；右侧附件区见囊实性混杂密度影，约43mm×31mm，SUV_{max}14.3。综上，明确诊断为非霍奇金淋巴瘤弥漫大B细胞型CD5+Ⅳ B期，aaIPI评分3分，高危。患者于2015年9月28日、2015年10月21日分别给予Hyper-CVAD A、B方案化疗，并给予腰穿+鞘内注射治疗，2个周期后病情评估为CR1。分别于2015年11月13日及2015年12月2日给予第二轮Hyper-CVAD A、B方案化疗，化疗后出现Ⅳ度骨髓抑制，肺部感染，反复高热达39.5℃左右，给予强力抗感染治疗后，复查肺部CT较前明显好转，但患者仍反复出现持续高热，体温39~40℃，每日2~3次，复查骨髓象（2015年12月12日）示有核细胞增生极度减低，未见原幼稚淋巴细胞。外周血涂片示白细胞数极度减低，未见异常淋巴细胞。2015年12月21日，患者放弃进一步治疗，出院后自行应用地塞米松及退热药物、G-CSF等对症支持治疗，血象逐步恢复，但发热、盗汗症状仍控制不佳。2015年12月31日当地医院血常规：WBC 8.08×10⁹/L，Hb 67g/L，M 1.32×10⁹/L。LDH 1 474U/L，铁蛋白>2 000ng/mL，甘油三酯1.47mmol/L。当地给予CHOP方案化疗1个周期。2016年1月19日复查骨髓象示增生活跃，分类不明细胞占33.2%；流式细胞学检查示CD5部分阳性CD10阴性成熟B淋巴细胞淋巴瘤/白血病表型，单克隆B淋巴细胞占25%，表面标志示HLA-DR+，CD20+，CD19+，CD5+（部分），CD10-，CD23-，CD22-，FMC-7+（部分），胞内Bcl-2+，CD38+（部分），包膜Kappa轻链限制性表达。考虑疾病复发。患者家属前往中国医学科学院血液学研究所咨询，建议行R-CHOPE方案化疗，分别于2016年1月29日、2016年2月20日行2个周期R-CHOPE方案化疗，后评估病情，获得CR2。因患者心脏功能欠佳，其后给予2个周期R-DHAP巩固化疗，耐受可，疾病持续CR，患者在中华骨髓库配型成功，拟进一步行异基因造血干细胞移植治疗。

诊疗策略分析

1995年，有研究发现原发CD5+弥漫大B细胞淋巴瘤具有特殊的临床表现和基因表达，CD5+弥漫大B细胞淋巴瘤生存期明显短于CD5-弥漫大B细胞淋巴瘤。CD5抗原通常表达于T淋巴细胞，也表达于一部分的B淋巴细胞，CD5+B淋巴细胞肿瘤主要见于非霍奇金淋巴瘤中的慢性淋巴细胞白血病/小淋巴细胞淋巴瘤、套细胞淋巴瘤及一部分的弥漫大B细胞淋巴瘤，在滤泡性淋巴瘤和边缘区淋巴瘤中偶见报道。大样本回顾分析CD5+弥漫大B细胞淋巴瘤的临床特征，发现其主要见于老年人，女性高发，常有多发结外病变，其中最常见的结外受累部位是骨髓。起病初和疾病进展过程中均表现出明显的结外侵犯特征，早期表现为肝、脾及骨髓侵犯，且LDH显著升高，多数病例IPI评分＞3分，侵袭性病程，预后差。CD5+在弥漫大B细胞淋巴瘤中的表达率占5%~10%，2008年WHO推荐将CD5+作为弥漫大B细胞淋巴瘤免疫学分类的指标之一。本例患者为中年女性，以反复发热、脾大、腰痛为主要症状。PET-CT提示浅表淋巴结及纵隔、腹腔淋巴结未见明显肿大，脾增大，L_4椎体侵犯。骨穿、活检提示骨髓侵犯，骨髓可见异常细胞。流式细胞学检查提示符合CD5+CD10- B细胞淋巴瘤表型，活检免疫组化提示弥漫大B细胞淋巴瘤侵犯骨髓。临床特征与文献报道相符，这也提示在淋巴瘤诊断中骨穿、活检对某些非典型类型具有重要意义。

近年来，R-CHOP已成为弥漫大B细胞淋巴瘤的标准一线治疗，既往研究证实，接受CHOP方案治疗4个周期，CD5+弥漫大B细胞淋巴瘤患者疗效差于CD5-弥漫大B细胞淋巴瘤患者。在含有蒽环类的化疗方案中加上利妥昔单抗大大提高了B细胞淋巴瘤包括弥漫大B细胞淋巴瘤的疗效。但该患者最初因为经济原因拒绝使用利妥昔单抗治疗，遂采用更强的方案（Hyper-CVAD A、B），治疗2个周期后评估，获得CR。但在4个周期化疗后，患者再次出现反复发热，后复查骨髓象及流式细胞学检查均提示疾病复发，给予含有利妥昔单抗的方案治疗后，再次获得CR。尽管既往部分文献报道及本例患者治疗过程均提示利妥昔单抗对此类型疾病的有效性，然而多项研究证明，即使加上利妥昔单抗，CD5+弥漫大B细胞淋巴瘤受益也不大，不过也有不少研究证实利妥昔单抗能显著提高CD5+弥漫大B细胞淋巴瘤患者的无进展生存（progression-free survival，PFS），但不能提高总生存（OS）。因此，目前普遍观点认为利妥昔单抗能够一定程度提高CD5+弥漫大B细胞淋巴瘤患者的生存，但是不能完全克服其不良预后，若患者想追求更好的预后，可考虑进一步行异基因造血干细胞移植治疗。

另外，文献报道CD5+弥漫大B细胞淋巴瘤中枢神经系统复发的比例明显高于其他类型，且即使应用利妥昔单抗，仍不能够改善中枢侵犯的倾向，故应在此类患者中进行常规的中枢神经系统侵犯的预防。因此后期治疗中需进一步强化对该患者进行中枢系统侵犯的预防。

（李梦娟　张龑莉）

17. 原发纵隔弥漫大B细胞淋巴瘤1例

病例简介

患者女性，14岁，以"咳嗽，胸闷1周"为主诉于2013年1月28日入院，患者1周前无明显诱因出现咳嗽、胸痛、胸闷、呼吸困难等，无发热、消瘦及盗汗等不适，当地医院按"上呼吸道感染"治疗效果不佳而来我院。查体：半卧位，不能平躺，胸壁浅表静脉曲张明显，双肺呼吸音粗，心音低钝，浅表淋巴结未触及。行CT检查：①前纵隔巨大肿块，生殖细胞瘤？淋巴瘤待排。②心包积液。③左侧心膈角肿块，考虑转移。④左肺上叶炎症。⑤左肾上极囊肿可能。⑥T_{12}椎体高密度小结节，性质待定。⑦左顶部软组织结节，并邻近骨质破坏，脑膜瘤？血管周细胞瘤？骨转移？全身骨扫描：颅骨、右前第9肋、右坐骨骨质代谢活跃病灶，考虑骨转移可能。行CT引导下纵隔肿物粗针穿刺活检术，病理结果示：非霍奇金淋巴瘤，弥漫大B细胞型，非生发中心来源。免疫组化：LAC+，CK7-，TTF-，SYN-，CD56+/-，P53-，CD117-，CD5+/-，PLAP-，CD30+/-，Ki-67 80%+，NaspsinA+，CD20+，CD79a+，CD3-，CD43+，TdT-，CD15-，Mum-1+，CD10-。骨髓细胞学检查：骨髓增生活跃，未见原始幼稚淋巴细胞，未见淋巴瘤细胞浸润。骨髓活检未见淋巴瘤细胞浸润。入院诊断：非霍奇金淋巴瘤ⅣXB期，弥漫大B细胞型，非生发中心来源，侵及纵隔、左顶部、颅骨、右前第9肋骨、右坐骨。IPI评分：4分。危险度分组：高危。

给予PDN片50mg口服预治疗3d后，患者胸闷症状即明显减轻，于2013年1月31日始给予R-CHOP方案治疗，共4次，具体：利妥昔单抗500mg，第1天；CTX 0.8g，第1天；VCR 1.8mg，第1天、第8天；EPI 80mg，第2天；PDN 50mg，第1~14天。每4周给予唑来膦酸钠静脉滴注，促进骨骼修复，减少骨事件发生。每周期行腰穿+鞘内注射三联药（Ara-C 50mg+MTX 15mg+DXM 5mg），预防中枢神经系统侵犯。第二周期化疗结束后复查 CT：①前纵隔软组织密度影，较前明显缩小。②原左侧心隔角结节，考虑转移，较前明显缩小。③左肺上叶炎症，较前范围缩小。④T_{12}椎体高密度小结节，性质待定，较前变化不大。第四周期化疗后复查 PET-CT：前纵隔软组织密度影基本消退，残余小肿块长径<1cm，代谢无活跃。⑤原左顶部颅骨、右前第 9 肋骨、右坐骨骨质破坏已恢复，局部代谢无活跃。于 2013 年 5 月 4 日行造血干细胞动员化疗：利妥昔单抗 500mg，第 1 天；VP-16 400mg，第 1~2 天，300mg，第 3 天。顺利采集干细胞：单个核细胞 $2.89×10^9$/kg，CD34+细胞 $2.6×10^6$/kg。干细胞采集结束后，于 2013 年 6 月 5 日始序贯给予 R-DICE 方案化疗，共 4 个周期，具体：利妥昔单抗 500mg，第 1 天；DXM 10mg，第 1~4 天；IFO 1.0g，第 1~3 天；DDP 20mg，第 1~4 天；VP-16 100mg，第 1~3 天；期间复查 CT 均处于 CR 状态。期间继续给予唑来膦酸钠静脉滴注，每周期行腰穿+鞘内注射三联药，预防中枢神经系统淋巴瘤侵犯，共鞘内注射 6 次。于 2013 年 10 月 11 日行 auto-HSCT，给予利妥昔单抗联合 BEAM 预处理方案：利妥昔单抗 500mg，-6d；BCNU 250mg，-6~-4d；VP-16 200mg，-6~-3d；Ara-C 0.5g，每 12h 1 次，-6~-3d；Mel 150mg，-2d。预处理过程顺利，干细胞输注后第 9 天造血重建。治疗结束后给予乌苯美司片 10mg，每日 2 次，口服；胸腺法新 1.6mg，每周 2 次，皮下注射，行维持治疗，共 1 年。结束后前 2 年每 3 个月返院复查，2 年后每 6 个月返院复查，均处于 CR 状态，目前患者治疗结束后已 31 个月，随访均处于正常生活、学习状态。

诊疗策略分析

PMBCL 属高度侵袭性淋巴瘤，疾病进展迅速，与其他成年人侵袭性大 B 细胞淋巴瘤的治疗结果明显不同，但预后更好。利妥昔单抗已经作为标准治疗手段在 DLBCL 中被广泛应用，但 PMBCL 最适方案仍未有明确共识。已有数个临床实验证实，利妥昔单抗与以蒽环类为基础的化疗改善了 PMBCL 的预后，显著提高客观缓解率（ORR）、PFS 率、OS 率。但对于有高危因素患者建议采用利妥昔单抗+高强度化疗的治疗方案，如 DA-EPOCH+R 等。2016 年第 2 版 NCCN 指南中也指出，目前并没有理想的一线治疗方案，但推荐利妥昔单抗联合剂量调整的 EPOCH 方案作为首选方案治疗初治 PMBCL 患者。一项来自美国 NCI 的关于 PMBCL 的研究中，共入组 51 例 PMBCL 患者，均采用 DA-EPOCH+R 治疗，仅 4% 未达

CR，EFS率93%，OS率97%。在一项GMALL前瞻性研究中，共入组59例PMBCL患者，采用MTX±R±受累野放疗（IFRT），结果显示44例未用R者5年PFS率85%，OS率82%，15例联合R者5年PFS率93.3%，OS率100%，取得了良好效果。

高剂量化疗联合自体外周干细胞移植用于初治高危PMBCL患者的意义尚不明确，多数报道为小样本回顾性分析，证据等级不高，OS率与常规化疗相似，可作为复发难治患者挽救治疗措施，但疗效优势仍需进一步研究。考虑到该患者分期较晚，为高危组，故给予以利妥昔单抗为基础的预处理化疗后行自体外周干细胞移植，以期进一步提高疗效。

在利妥昔单抗治疗DLBCL的时代，巩固性放疗仍然起重要作用，尤其是对于治疗前有大肿块的患者，进一步改善了预后。在2016年第2版NCCN指南中也提出，受累野放疗的疗效仍不明确，对于PET-CT复查阴性或发病时无大肿块的患者可以考虑观察。本例患者为未成年患者，考虑到放疗的意义及远期不良反应，未行局部放疗。

PMBCL患者多伴有不同程度纤维成分，治疗结束后纵隔经常残留肿块。因此，通过影像学检查区分假阳性和假阴性来判断是否达到CR非常重要。PET-CT可更好地区分残留病灶与纤维组织。目前建议在化疗结束后6~8周行PET-CT检查，这是评价淋巴瘤疗效的首选方法。然而考虑到假阳性较难区分，单纯根据PET-CT结果改变治疗方案仍需慎重，对于化疗后仍有阳性病灶的患者，必要时可再次进行活检明确病情。

PMBCL为侵袭性B细胞淋巴瘤，临床表现、病理形态、免疫、基因表型和预后特殊。目前尚无理想的一线治疗方案，但多推荐利妥昔单抗联合剂量调整的EPOCH方案作为首选方案治疗初治PMBCL患者。局部放疗的地位仍不明确，化疗方案与巩固性放疗目前鲜见前瞻性随机对照研究，值得进一步进行大样本多中心随机临床研究。

（林全德　房佰俊）

18. 干扰素联合沙利度胺治疗难治复发套细胞淋巴瘤1例

病例简介

患者男性，62岁，汉族，因"间断性大便带血半年余，加重10d"就诊于我院，查体在距肛门约4cm的直肠后壁可触及一直径约3cm的肿物，无触痛，活动度可，指套无血染。于2010年6月11日全身麻醉下行直肠低位前侧切除术"Dixon手术"，术后病理检查示：（直肠）套细胞淋巴瘤（MCL），侵及深肌层达外膜，两切缘干净，直肠周围淋巴结可见瘤细胞浸润。免疫组化：CK-、Vim-、Ki-67 10%+、CD5-、CD20-、CD79a+、Mum-1+、CD10-、CD45RO+、CD3+、Cyclin D1+。2010年6月25日彩超检查示：胆囊多发结石；脾大（厚43cm）；腹膜后多发实性占位，大小（26~27）mm×（14~20）mm；颈部双侧可见多个低回声光团，大小（10~24）mm×（5~15）mm；双侧腋窝可见多个低回声光团，大小（14~27）mm×（10~14）mm；双侧腹股沟可见多个低回声光团，左侧其一大小（13~23）mm×（7~11）mm。胸部CT示：纵隔内可见多发肿大淋巴结。骨髓未见异常。诊断为套细胞淋巴瘤ⅢEA期，侵及直肠、双侧颈部、腋窝、腹股沟及纵隔和腹膜后，IPI评分2分，低中危组。2010年7月2日、2010年7月21日、2010年8月13日给予CHOP方案化疗3个周期，具体：CTX 0.6g，第1天、第8天；VDS 4mg，第1天、第8天；吡柔比星（THP）30mg，第1天、第8天；PDN 60mg，第1~12天。后复查胸部CT及彩超：纵隔内及双侧颈部、腋窝、腹股沟及腹膜后多发肿大淋巴结较前均无明显变化。依据1999年国际工作组标准（IWC），疗效评价为疾病稳定（SD）。拟更换二线化疗方案，患者及其家属拒绝继续化疗。于是于2010年9月18日调整治疗方案为重组人干扰素（rhIFN-α2b）300万U隔日1次皮下注射、沙利度胺片100mg每晚睡前顿服。2010年12月3日复查彩超：腹膜后多发实性占位，（5~7）mm×（7~10）mm；颈部双侧多个低回声光团，（7～15）mm×（4～7）mm；双侧腋窝多个低回声光团，（7～12）mm×（4～8）mm；双侧腹股沟多个低回声光团，（5～17）mm×（7～10）mm。患者院外继续行干扰素联合沙利度胺治疗，并定期随访。后多次复查B超及CT均为完全缓解。患者无进展生存3年余，有较好的生活质量。2014年2月8日患者无明显诱因出现心慌、胸闷。胸部CT提示：双肺炎性改变，可见胸腔积液，不能排除癌性浸润。行左侧胸腔穿刺引流术，胸水流式细胞检查：异常单克隆成熟B淋巴细胞群，约占有核细胞的90%，表达CD19+、CD5+、CD20+、Cyclin D1+，弱表达CD45、Kappa，不表达CD10、Lambda、CD23，考虑淋巴瘤侵犯，提示淋巴瘤复发。于2014年3月5日始先后给予COAD方案、DICE方案化疗，共3个周期，复查彩超及CT评价疗效为疾病稳定（SD）。2014年7月15日始给予PAD方案化疗3周期，复查彩超及CT评价疗效为部分缓解（PR）。但2014年11月15日复查CT提示疾病再次进展，给予MTX联合VP-16化疗效果差，患者放弃治疗。

诊疗策略分析

MCL是一种具有独特生物学特性和治疗反应的B细胞淋巴瘤。含R-HD-Ara-C的化疗联合auto-HSCT可作为年轻MCL患者的一线治疗，尽管来那度胺、布鲁顿酪氨酸激酶抑制剂（BTK）依鲁替尼等新药的出现对复发难治性MCL显示出一定疗效，但价格昂贵，且本病多见于老年人，常有伴随疾病，难以接受较强力度的化疗，因此有必要探索新的安全有效、价格低廉的治疗方案。

近年来随着人们对沙利度胺的深入研究，发现其在复发难治性淋巴瘤的治疗中发挥着重要作用。英国Wilson等报道1例应用包括利妥昔单抗在内的化疗无效且反复复发的MCL患者，应用沙利度胺800mg/d治疗，最终获得部分缓解，PFS期为6个月。法国的Damaj等报道单药沙利度胺治疗2例auto-HSCT后复发的MCL患者，均取得较好缓解，PFS期分别为19个月和12个月。

关于应用IFN治疗淋巴瘤的历史由来已久。美国的Armitage等对54例单药IFN治疗复发难治性弥漫大B细胞淋巴瘤患者资料进行总结，结果显示，中位生存时间高达43个月，CR率达66%，PR率34%。Davis等采用利妥昔单抗联合IFN治疗38例复发或难治性低度恶性淋巴瘤、滤泡淋巴瘤、B细胞非霍奇金淋巴瘤，其CR率为11%、PR率为34%、OS率为45%。

目前IFN在肿瘤治疗中主要倾向于调节T、B淋巴细胞的免疫活性，增强巨噬细胞和NK细胞对肿瘤细胞的杀伤活性。而亦有报道认为沙利度胺可通过调节细胞因子释放从而间接提高NK细胞和细胞毒性T细胞（CTL）的活性。沙利度胺可刺激人类CD8+T细胞释放IL-2和IFN，减少细胞毒性因子IL-6和IL-12的产生及减少自由基所致的DNA氧化损伤，而IFN亦可促进CD8+T细胞MHC Ⅰ类分子的表达，促进抗原特异性CTL的形成；沙利度胺联合IFN在改善肿瘤微环境、增强机体免疫调节功能和减少肿瘤细胞毒性因子的释放方面可能存在一定的协同作用。

我们应用干扰素联合沙利度胺治疗了15例复发难治性MCL患者，其中8例CR，4例PR，总反应率80%；后在河南省内开展了该方案治疗复发难治淋巴瘤的临床试验，并对其抗肿瘤机制进行了初步探索。

总之，沙利度胺联合干扰素的方案治疗复发难治惰性淋巴瘤安全、有效且费用低。特别是对原发耐药的MCL不失为一种不错的补救治疗方案。

（袁芳芳　　尹青松）

19. 美罗华联合小剂量来那度胺治疗高龄复发难治慢性淋巴细胞白血病1例

病例简介

患者女性，71岁，主因"诊断为慢性淋巴细胞白血病（CLL）14年，间断发热1月余"于2016年8月29日收入院。患者2002年12月因受凉后出现发热、扁桃体肿大，体温最高达39.0℃，自行口服抗炎药物治疗，症状未见好转，后颈部、腋窝、腹股沟出现包块。2003年1月于当地医院就诊，取颈部淋巴结活检，左侧颈部：非霍奇金淋巴瘤可能性大，建议上级会诊。免疫组化：LCA+，CD20+，CD45RA+，CD15-，CD30-。经河南省抗癌协会淋巴瘤专业委员会会诊结果：（左侧颈部）小淋巴细胞淋巴瘤/白血病（2013年1月23日）。行骨髓检查示感染髓象。2003年1月起在当地医院给予10个周期"环磷酰胺+阿霉素"方案化疗，末次化疗时间为2003年10月。出院后每半年复查一次，提示病情稳定。2010年9月复查示白细胞数和淋巴细胞数持续升高，又在当地医院给予8个周期"环磷酰胺+阿霉素"方案化疗，末次化疗时间为2011年4月。2011年12月复查提示病情进展，在当地医院分别给予4个周期Flu，8个周期"Flu+VCR"，2个周期"CTX+VCR"、口服1个疗程苯丁酸氮芥片，化疗期间出现Ⅳ度骨髓抑制，停止化疗。后病情反复，于2014年4月至2014年10月给予"Flu+CTX+DXM"方案化疗5个周期，化疗后定期复查血常规，提示白细胞数和淋巴细胞数持续升高，无明显自觉不适，未做处理。2016年1月无意中发现左乳有一肿块，"枣样"大小，无疼痛不适，无乳头溢液，无双乳头凹陷，局部皮肤无红肿，自行外敷莫匹罗星等药物治疗，效果欠佳。来我院乳腺科行穿刺活检示：左乳考虑炎性改变；未做特殊处理。2016年7月（入我院1个月前）出现发热，最高体温39.0℃，伴咳嗽、咳痰、胸闷。查肺CT示：两肺少许炎症，纵隔、锁骨上窝、双侧腋窝淋巴结增多增大，脾脏多发低密度影。当地医院先后给予亚胺培南西司他丁钠、利奈唑胺、伏立康唑等抗感染治疗，体温有所控制，2016年8月29日收入我院。既往史：高血压病史11年，糖尿病病史1年。入院查体：极度虚弱，神志清，精神差，贫血貌，体温39.3℃，全身多发浅表淋巴结肿大，左乳巨大溃疡伴脓苔，双肺可闻及散在干、湿啰音，脾大，双下肢轻度水肿。血常规：WBC 480.56×10⁹/L，Hb 87.00g/L，PLT 28.00×10⁹/L，淋巴细胞97.50%。流式免疫分型示：异常成熟B淋巴细胞占有核细胞的98%，表达CD19、CD5、CD200、CD43、Lambda，弱表达CD20、CD22、CD23、CD81、CD25、CD79a、CD45，不表达CD10、FMC7、CD38、sIgM、sIgD、CD103、CD11c、Kappa，细胞体积偏小，符合CD5+CD10-成熟小B细胞淋巴瘤。荧光原位杂交（FISH）：（11：14）易位（-），17p-（+）。胸部CT：①两锁骨上、两腋窝、纵隔内、肝脏间及腹膜后多发肿大淋巴结；②两肺多发斑片影，考虑炎症；③所示肝、脾多发密度影，肝左叶钙化灶；④脾大；⑤甲状腺左叶高密度影；⑥左乳皮肤不均匀增厚。彩超示：①颈部双侧、双侧锁骨上区多发肿大淋巴结，双侧锁骨下区多发肿大淋巴结，双侧腋窝多发肿大淋巴结，双侧腹股沟区低回声团，部分考虑肿大淋巴结；②肝多发囊肿，胆、胰未见明显异常；③左房稍大，余各房室内径正常，大血管根部内径正常，室间隔与左室后壁厚度正常，运动正常；④各瓣膜形态、回声正常；⑤房室间隔连续完整。乳腺溃疡活检，病理：（左乳）为炎性渗出及肉芽组织，符合溃疡，局灶见少许淋巴组织。明确诊断为：CLL Binet C期合并17p-，肺部感染，左乳溃疡伴感染，ECOG评分4分。入院后给予患者亚胺培南西司他丁钠联合利奈唑胺及伏立康唑强力抗感染，同时给予CTX降低患者白细胞。2016年9月2日起给予美罗华+新鲜冰冻血浆+MP方案化疗1个周期，具体：美罗华600mg，第1天；MP 40mg，第1~5天；新鲜冰冻血浆400mL，第1~5天。期间注意肿瘤溶解综合征。患者白细胞降至200×10⁹/L左右，随后又迅速上升，于2016年9月11日开始加用来那度胺治疗，从5mg/d始逐渐加至10mg/d，患者白细胞迅速下降，感染逐渐得到控制，患者一般状况迅速改善。其后又予美罗华联合来那度胺3个周期，具体：美罗华600mg，每21d 1次；来那度胺5~10mg/d，持续口服，剂量根据血象调整；同时阿司匹林抗凝。2个周期后患者血象已完全恢复正常，生活完全自理，4个周期后停用美罗华，小剂量来那度胺维持，现患者一般状况良好，左乳溃疡已愈合。

诊疗策略分析

CLL是一种成熟B淋巴细胞克隆增殖性肿瘤，以形态上成熟的小淋巴细胞在外周血、骨髓、脾脏和淋巴结聚集为特征。CLL常发生于老年人，中位诊断年龄为70岁，临床预后异质性大，治疗方案的选择需要个体化。传统的化疗方案如Flu联合CTX因其严重的骨髓抑制及免疫抑制造成老年患者死亡率增加，老年患者并不受益。此患者CLL病史长，经历了多次联合化疗，脏器功能受损，免疫力低下，合并严重感染，并伴有不良预后因素17p-，病情危重，治疗极为困难。虽然近几年小分子靶向药物如布鲁顿酪氨酸激酶抑制剂、BCL-2抑制剂等在CLL的治疗中都取得了巨大的成功，但这些药物尚未进入中国市场；患者的血象和体能状况不符合入组条件，因此未能参加这些药物在国内开展的小规模的临床试验。所以只有寻找新的低毒的、可以耐受的治疗方案才能挽救患者的生命。

来那度胺是一种口服免疫调节剂，具有免疫调节、抗肿瘤、调节肿瘤微环境等多重作用。多项体内外研究表明，来那度胺可通过抗肿瘤、抗细胞增殖、增加NK细胞数量和提高其活性在淋巴瘤治疗中发挥作用。在多发性骨髓瘤的治疗中，来那度胺取得了卓越的疗效。近几年的研究显示，来那度胺单药或与其他药物联合对CLL尤其是复发难治患者的治疗均取得较好效果，可为CLL的治疗带来新的希望。利妥昔单抗作为CD20的抗体，与来那度胺具有协同作用且无叠加毒性，因此来那度胺与利妥昔单抗联合用于复发难治CLL治疗具有较好的前景。MD Anderson肿瘤中心的学者报道了他们的试验结果。入组的可评价患者59例，除1例外，均接受过核苷类似物联合单克隆抗体治疗，41%的患者接受过3种以上治疗。Flu耐药患者占20%，IGHV未突变组占73%，11q-占27%，17p-占25%，结果ORR 66%，包括12%CR和54%PR，中位PFS 17.4个月，36个月的OS率为75%。毒副作用方面，3~4级毒性主要为血液学毒性和感染。该研究认为，来那度胺与利妥昔单抗联合治疗复发难治CLL可达到持续缓解，并对17p-患者有效。二药联合可行、安全，值得进一步研究。在该患者中，我们试用小剂量来那度胺联合美罗华治疗，取得了出奇制胜的效果，患者耐受良好，未出现不良反应。

小结

本例CLL患者高龄，病史长，经过多次联合化疗，脏器功能受损，免疫力低下，合并严重感染，并伴有不良预后因素17p-，病情危重，对于此类患者，需慎重选择治疗方案。常规化疗方案如FCR（Flu+Cy+R），常加重免疫系统功能的缺陷，造成各种严重感染，是CLL患者死亡的主要原因。来那度胺联合美罗华为此类患者的治疗提供了一个低毒、耐受性高的有效选择，值得推广。

（周可树）

三、造血干细胞移植、移植后并发症及复发的治疗

20.非血缘造血干细胞移植治疗难治复发急性髓系白血病1例

梁利杰　周　健

21.非血缘造血干细胞移植治疗幼年型粒单核细胞白血病1例

王　倩　符粤文

22.非血缘造血干细胞与脐带间充质干细胞共移植方案治疗重型再生障碍性贫血1例

刘星辰　符粤文

23.非血缘造血干细胞移植治疗合并肝脾真菌病的急性白血病2例

周　健　宋永平

24.单倍体造血干细胞移植治疗"伴t（9；22）（q34；q11）；*BCR-ABL1*阳性急性混合细胞白血病"1例

刘星辰　符粤文

25.异基因造血干细胞移植治疗慢性髓系白血病合并*T315I*突变1例

梁利杰　周　健

26.异基因造血干细胞移植治疗合并严重感染的极重型再生障碍性贫血1例

周　健　宋永平

27.异基因造血干细胞移植治疗合并粒细胞肉瘤的急性髓系白血病1例

周　健　宋永平

28.异基因造血干细胞移植治疗t–AML 2例

祖璎玲　周　健

29.自体造血干细胞移植治疗年轻高危急性髓系白血病获长期无病生存1例

杨景柯　朱兴虎

30.鞘内注射供者淋巴细胞治疗造血干细胞移植后中枢神经系统淋巴组织增殖性疾病1例

祖璎玲　周　健

31.骨髓增生异常综合征异基因造血干细胞移植后12年出现急性髓

系白血病1例　　　　　　　　　　　　　　　　　赵慧芳　张冀莉

32.浆细胞病患者自体造血干细胞移植后合并骨髓出现幼稚淋巴细胞1例　　　　　　　　　　　　　　　　　刘丽娜　房佰俊

20.非血缘造血干细胞移植治疗难治复发急性髓系白血病1例

病例简介

患者男性，27岁，2014年2月28日因"咳嗽、乏力"就诊外院。血常规：WBC 115×10⁹/L，PLT 62×10⁹/L。骨髓象：增生极度活跃，原始粒细胞占90.8%，FCM示异常细胞群占87.95%，符合AML伴CD19表达。染色体：正常核型。基因突变检测：*FLT3-ITD*突变（+）。诊断：急性髓系白血病（AML）-M1伴*FLT3-ITD*突变阳性，高危组。2014年3月3日给予标准DA方案，DNR 80mg，第1~3天；Ara-C 150mg，每12h 1次，第1~7天，化疗1个周期。2014年3月28日骨髓象：增生明显活跃，原始粒细胞85.2%。2014年3月29日予FLAG方案（Flu 50mg，第1~5天；Ara-C 1.0g，每12h 1次，第1~5天；G-CSF 150μg，每12h 1次，第0~5天）化疗。2014年4月28日骨髓象：增生明显活跃，原始粒细胞33.6%。2个疗程骨髓未缓解。2014年5月2日至我院，2014年5月4日骨髓象：增生活跃，原始粒细胞10.2%。染色体：46，XY［20］。2014年5月7日予FLAG方案（Flu 50mg，第1~5天；Ara-C 1.0g，每12h 1次，第1~5天；G-CSF 150μg，每12h 1次，第0~5天）化疗。2014年6月3日骨髓象：增生极度活跃，原始粒细胞0.4%，提示骨髓达CR。2014年6月14日给予IA方案化疗：去甲氧柔红霉素（IDA）10mg，第1~4天；Ara-C 200mg，第1~7天。给予腰穿+鞘内注射1次。2014年6月7日至2014年6月26日期间同时口服索拉非尼片400mg，每日1次。2014年7月15日骨髓象：增生明显减低，原始粒细胞2.0%。2014年7月27日给予CHAG方案：HHT 1mg，第1~8天；Acla 20mg，第13~15天；Ara-C 25mg，每12h 1次，皮下注射，第1~16天；G-CSF 300μg，每日1次，第1~16天。2014年8月2日骨髓象：增生减低，原始粒细胞22%。2014年8月4日再次加用索拉非尼片200mg，每日2次，口服。2014年8月29

日骨髓象：增生尚活跃，原始粒细胞42%，早幼稚粒细胞19.6%。外周血涂片：原始粒细胞13%。同胞HLA配型不合。

非血缘外周血干细胞移植：患者同胞HLA配型不合，与中华骨髓库非血缘供者HLA配型8/10相合。于2014年9月6日给予Flu+Ara-C+Bu/Cy方案预处理：Flu 50mg，-12~-10d；Ara-C 3.7g，每12h 1次，-12~-10d；司莫司汀（Me-CCNU）450mg，-7d；白消安（Bu）57mg，-7~-4d；CTX 4.2g，-3~-2d；兔抗人胸腺细胞免疫球蛋白（ATG）100mg，-4~-2d，125mg，-1d。2014年9月8日骨髓象：增生极度减低，原始粒细胞4.0%。2014年9月15日骨髓象：增生极度减低，原始粒细胞0.0%。2014年9月16日回输非血缘供者HLA 8/10相合外周血造血干细胞MNC $9.6×10^8$/kg，CD34+ $4.32×10^6$/kg；GVHD的预防采用ATG+CsA+短程MTX+吗替麦考酚酯（MMF）胶囊方案；移植前应用更昔洛韦针预防巨细胞病毒；移植前后给予伏立康唑片/伏立康唑针预防真菌感染；移植后应用前列腺素E_1针预防肝细胞闭塞症；+10d粒系植入；+11d巨核系植入；+28d合并皮肤GVHD，给予MTX+MP+CsA+MMF治疗，后GVHD得到控制；+36d合并巨细胞病毒血症，给予更昔洛韦针抗病毒治疗后，复查巨细胞病毒阴性；+40d合并EB病毒血症，给予阿昔洛韦针联合免疫球蛋白针抗病毒治疗后，复查EB病毒阴性；+30d供体细胞嵌合率100%，*FLT3-ITD*突变（-）。造血恢复后1个月，加用索拉非尼片，具体剂量不定，维持治疗至今。后多次复查，嵌合体100%，骨髓持续完全缓解，*FLT3-ITD*突变（-）。目前移植后48个月，患者嵌合体为完全供者型，生存良好。

诊疗策略分析

AML患者中*FLT3-ITD*阳性率约占25%，主要见于M3、M5亚型及正常核型。此类患者往往表现为初诊时高白细胞、高肿瘤负荷，诱导化疗不容易缓解，容易复发，预后较差。多项临床研究证实，小于60岁的*FLT3-ITD*阳性AML患者预后差，是独立于染色体核型的预后因素，NCCN将其作为独立的不良预后指标之一。本例患者诊断为AML-M1伴*FLT3-ITD*阳性，标准的一线化疗方案诱导无效，换用强烈的化疗方案2个周期才达到完全缓解。尽管加用了靶向药物索拉非尼，巩固化疗过程又出现全面复发，完全符合AML-M1伴*FLT3-ITD*阳性疾病的特点，属于难治复发类型的AML。

难治复发性AML患者预后极差，治疗手段有限，allo-HSCT是目前唯一有效的挽救性治疗手段。由于难治复发性AML疾病特征和患者自身条件的限制，大多数患者难以在移植前达到完全缓解。对于无法获得完全缓解的难治复发性AML患者，在未缓解状态下强制进行allo-HSCT是一种可行的挽救治疗策略，可通过移植后早期减停免疫抑制剂和过继免疫治疗等措施增强移植物抗白血病（GVL）效应，从而提高治愈率，改善生存。

allo-HSCT可使大部分患者获得长期生存，但大约仅30%的患者能找到HLA配型同胞相合供体（matched sibling donor，MSD），因此，无关供者造血干细胞移植（unrelated donor hematopoietic stem cell transplantation，URD-HSCT）日益受到重视。目前国外许多文献报道了URD-HSCT治疗AML的疗效，并与MSD-HSCT进行了比较。Saber等比较了相合URD-HSCT与MSD-HSCT治疗AML的疗效，结果显示，移植后两组患者的生存率、复发率等相近。本资料患者无HLA配型相合同胞供者，后在中华骨髓库检索到HLA 8/10相合的无关供者，在复发状态下进行了URD-HSCT。移植相关并发症和复发是影响allo-HSCT治疗未缓解的复发难治性AML患者生存的主要因素，但目前的治疗手段常难以兼顾两者。增加强度的预处理方案可以充分降低肿瘤负荷，促进供体造血干细胞的植入，降低移植后的复发率。本例患者采用在Bu/Cy方案的基础上加用FA（Flu+Ara-C）化疗的预处理方案，增强清髓力度，尽可能地降低肿瘤负荷。患者移植后未发生严重感染和重度GVHD及其他严重的移植相关并发症，至今无病存活共33个月，表明增加强度预处理方案的URD-HSCT是治疗复发难治AML的有效手段，可以改善复发难治AML患者的预后。

FMS样酪氨酸激酶3（FLT3）作为酪氨酸激酶受体，其近膜结构区的内部串联重复（ITD）是主要的突变类型。FLT3在干细胞更新、增殖、分化中起着重要作用，*FLT3-ITD*在AML中的高突变率使其成为受关注的靶点基因，且*FLT3-ITD*突变与疾病高细胞数、低缓解率、高复发率相关。索拉非尼是一种小分子多激酶抑制剂和抗血管生成制剂，已通过食品药品监督管理局（FDA）认证治疗肾癌、肝癌。其作为细胞信号转导通路多重激酶抑制剂，可抑制FLT3、C-kit、RAS/RAF/MEK/ERK信号通路、VEGFR、PDGFR等。索拉非尼通过阻止FLT3自身磷酸化，作用于其信号通路下游，从而诱导白血病细胞的凋亡，有效减少 FLT3-ITD 阳性的 AML 患者骨髓及外周血中幼稚细胞，另外，它通过抑制 AML 细胞中 ERK/MARK 途径的激活，使白血病细胞分化为正常造血细胞，是目前治疗 AML 的新型靶向药物。研究证实，索拉非尼在体外对 FLT3-ITD 阳性细胞有抑制增殖和促凋亡作用，在体内试验及动物模型中亦显示良好疗效，单药应用可减少 FLT3-ITD 阳性 AML 患者原始细胞数目。北京大学血液病研究所应用索拉非尼单药治疗 FLT3-ITD 突变阳性 AML 14 例，结果显示，4 例初治患者中 2 例达到 CR，1 例达到 PR，1 例 NR；10 例难治者中 3 例达到 CR，2 例达到 PR，5 例 NR。结果表明，索拉非尼单药治疗方案可作为老年或伴有严重合并症、暂时不适宜行强化疗和难治复发 FLT3-ITD 突变阳性 AML 患者的一个治疗选择。国内外文献报道应用索拉非尼联合常规化疗治疗 FLT3-ITD 阳性 AML，取得了较好的疗效。我科魏旭东教授应用索拉非尼联合 CHAG 方案诱导治疗 10 例 FLT3-ITD 突变阳性 AML 患者，其中初诊患者 6 例，5 例达 CR，1 例达 PR；难治复发患者 4 例，3 例达 CR，1 例达 PR。结果显示，对于 FLT3-ITD 突变阳性中危、高危、老年或伴随感染 AML 患者，索拉非尼联合 CHAG 方案能够明显提高 CR 率且可耐受。国内外有文献报道，索拉非尼作为难治复发性 FLT3 突变阳性 AML 的挽救性治疗，移植前后应用均能降低移植后患者的复发率，提高生存率。我科祖樱玲医生对 allo-HSCT 治疗的 7 例 FLT3-ITD 阳性 AML 患者进行了回顾性分析，6 例患者造血重建后口服索拉非尼，1 例患者移植后第 192 天复发，诱导缓解后长期口服索拉非尼。5 例患者存活，中位无进展生存期为 280（126~366）d。结果表明，FLT3-ITD 阳性 AML 患者 allo-HSCT 后应用索拉非尼可改善预后。本例患者在移植前巩固化疗期间加用了索拉非尼，并在 allo-HSCT 造血恢复后 1 个月开始继续服用索拉非尼维持治疗至今，目前移植后 33 个月，患者嵌合体为完全供者型，生存良好。

FLT3-ITD 阳性 AML 的患者初诊时高白细胞、高肿瘤负荷，诱导化疗不容易缓解，容易复发，预后较差。对常规化疗不敏感，大剂量化疗、auto-HSCT 甚至 allo-HSCT 亦不能改善其预后，接受 allo-HSCT 后仍有早期复发的风险。因此，该类患者早期可采取较强的化疗方案，同时联合索拉非尼治疗，提高缓解率，增加患者的移植机会。缓解后积极行 allo-HSCT，allo-HSCT 后及早应用索拉非尼，可以降低复发率，改善预后。至于索拉非尼能否提高 allo-HSCT 后的 GVL 效应，需要进行进一步临床和基础研究。

（梁利杰　周　健）

21. 非血缘造血干细胞移植治疗幼年型粒单核细胞白血病1例

病例简介

患儿男性，6月龄（2007年11月）时因白细胞增高（具体不详）就诊于外院，骨髓形态：原始粒细胞7%，早幼稚粒细胞5.4%。染色体（送检我院）：46，XY［3］。未予治疗。4岁时（2011年5月23日）因面色苍白、双足红肿就诊外院，肋下3cm可触及脾。外院检查：WBC 9.94×10⁹/L，Hb 68g/L，PLT 427×10⁹/L，中性粒细胞1.23×10⁹/L，单核细胞5.13×10⁹/L。多次骨髓检查提示：骨髓增生活跃，原始血细胞5%~18%，易见双核幼稚粒细胞，各系可见病态造血。骨髓活检提示：造血面积占88%，原始、幼稚细胞增多，幼稚粒细胞增多和（或）不成熟前体细胞异常定位（ALIP）现象可见。荧光原位杂交：7q-占60%。染色体：正常核型。外院先后诊断为"骨髓增生异常综合征（MDS）""MDS转化的急性白血病"，给予小剂量化疗后，脾缩小，其余临床症状无改善，输血依赖无改善。2011年7月转诊我院，入院时患者症状：双下肢肿痛，走路时加重，右上肢肿胀，发热，体温38.5℃左右，咳嗽。查体：贫血貌，双侧扁桃体Ⅰ度肿大，双侧颈部、腋窝、腹股沟均可触及肿大淋巴结，肝肋下4cm可触及，脾肋下3cm可触及，双下肢皮肤发红、可见瘀斑，皮温增高。查血常规：WBC 7.6×10⁹/L，Hb 88g/L，PLT 267×10⁹/L，中性粒细胞1.67×10⁹/L，单核细胞1.14×10⁹/L。骨髓细胞学检查示：增生活跃，原始粒细胞10%，早幼稚粒细胞5%，成熟单核细胞10%。外周血涂片：原始粒细胞11%，成熟单核细胞34%。染色体：45，XY，-7［3］/46，XY［17］。凝血功能：凝血酶原时间（PT）15.7~17.2s，APTT 43.8~50.2s，输血浆可暂时纠正。腹部彩超提示上腹多发肿大淋巴结。明确诊断为"幼年型粒单核细胞白血病"。与中华骨髓库供者配型HLA 10/10相合，供者男性，38岁。2011年10月28日开始改良

Bu/Cy预处理：Me-CCNU 250mg/m²，-9d；Ara-C 1.8g/m²，每12h 1次，-9~-8d；Bu 0.8mg/kg，每6h 1次×14次，-7~-5d；CTX 60mg/kg，-4d、-3d。GVHD预防方案：ATG总量6mg/kg，分4d（-4~-1d）；CsA 2mg/kg，-7d开始；MMF 0.03mg/kg，-7d开始；短程MTX，15mg/m²，+1d，10mg/m²，+3d、+6d、+11d。2011年11月7日回输非血缘供者外周血干细胞117mL，单个核细胞数8.1×10⁸/kg，CD34+细胞6.0×10⁶/kg。粒细胞缺乏期感染，给予美罗培南、利奈唑胺抗感染治疗。+15d（2011年11月22日）造血尚未重建，查骨髓象示：增生减低，原始粒细胞1.5%，早幼稚粒细胞2.0%，成熟单核细胞6.0%。+16d粒系重建，+19d巨系重建。+35d（2011年12月12日）骨髓象：增生活跃，未见原始粒细胞，成熟单核细胞4%。嵌合体100%。造血干细胞移植后，患者血象恢复正常，凝血功能正常，皮肤感染灶痊愈。+42d出现Ⅰ度皮肤急性GVHD，给予0.5mg/(kg·d) MP治疗后好转。移植后4个月出现肺部感染，经联合抗感染治疗后好转。移植后5个多月（2012年4月25日）嵌合体下降至96%，减停免疫抑制剂，3个月后（2012年7月10日）复查骨髓供体细胞嵌合率88%，给予IL-2 30万U/d，皮下注射1个月。2012年7月31日复查供体细胞嵌合率92%，后来多次复查均为100%。移植后2年余（2014年7月9日）供体细胞嵌合率93%，再次给予IL-2 30万U/d，皮下注射1个月，复查供体细胞嵌合率100%，至今无病存活5年余。

诊疗策略分析

幼年型粒单核细胞白血病（JMML）是一种克隆性骨髓多潜能造血干细胞疾病，主要发生于婴幼儿和儿童。以粒系和单核系细胞异常增殖为特征。临床常表现为倦怠、发热，可有扁桃体炎、支气管炎等感染表现。40%~50%患儿有皮肤损害，表现为斑丘疹、黄色瘤。几乎所有患儿都有肝脾大。JMML初诊时常容易误诊，有报道误诊为免疫性血小板减少症、过敏性紫癜等的病例，血常规检查是该疾病诊断的第一线索，常表现为白细胞增多、贫血和血小板减少，白细胞中位数为（25~35）×10⁹/L，原始细胞数一般小于5%。外周血涂片易见有核红细胞，成熟红细胞的改变包括大红细胞增多，但正红细胞性红细胞更常见；血小板减少常见。骨髓常见有核细胞增多伴粒系增殖，单核细胞一般占5%~10%或更高。原始细胞可增多，但占骨髓细胞<20%，无Auer小体。其他实

验室检查包括：骨髓细胞在体外培养中对粒细胞-巨噬细胞集落刺激因子（GM-CSF）高度敏感，可自发形成GM-CFU集落；大多数患儿有多克隆高γ球蛋白血症，存在自身抗体；患儿红细胞的胎儿血红蛋白（HbF）水平明显高于同龄患儿，约2/3患儿HbF>10%。HbA2不增高。染色体核型分析约25%的患者检出单体7，10%患者检出其他异常，无Ph染色体或BCR/ABL融合基因。

幼年型粒单核细胞白血病2008年WHO分类诊断标准：

（1）外周血单核细胞增多，大于$1×10^9$/L。

（2）外周血和骨髓中原始细胞（包括原始粒细胞和原始、幼稚单核细胞）<20%。

（3）无Ph染色体或BCR/ABL融合基因。

（4）加以下两项或两项以上：①HbF高于年龄应有值；②外周血中有不成熟粒细胞；③白细胞数>$10×10^9$/L；④有克隆性染色体异常（如单体7）；⑤体外培养中髓系祖细胞对GM-CSF高度敏感。

该患儿多次查外周血单核细胞大于$1×10^9$/L，骨髓象符合JMML诊断，有克隆性染色体异常，并存在反复发热、出血、脾大、皮肤损害的临床特征，符合JMML的诊断标准。

大部分JMML患儿对化疗无效，造血干细胞移植是唯一可以延长生存期的有效方法，但移植前采取何种治疗方法尚有待商榷。有研究比较移植前给予小剂量化疗或不化疗组与按照AML给予大剂量化疗组，两组的无进展生存率、复发率、治疗相关死亡率均无明显差异。移植前脾切除对患者的预后影响也没有统计学意义。本例患儿因起病时未能明确诊断，曾接受小剂量化疗，但临床症状及输血依赖均无改善，仅脾大有所减轻。有文献建议对于没有临床症状的患儿，移植前不需要进行治疗，而对于外周血白细胞数目较高，有明显白血病浸润症状的患儿，可以口服6-巯嘌呤片单药或联合全反式维A酸，如临床进展较快，可给予小剂量Ara-C，如仍无效可给予大剂量Ara-C治疗；但联合化疗不改善预后，并可能增加治疗相关毒性。

对于造血干细胞移植的预处理方案，目前也存在争议，含Bu、Cy、Mel的方案较为常用，但存在较高的移植相关死亡率；TBI副作用较大，限制儿童生长发育，大多学者不推荐使用。本例患儿采用改良的Bu/Cy方案预处理，移植后粒细胞缺乏期发生感染，未出现严重GVHD及其他并发症。有研究采用减低剂量预处理方案：Flu、噻替哌、低剂量TBI、ATG，安全性及有效性均较好。

JMML总体预后较差，移植后高复发率是治疗失败的主要原因，复发率可高达50%。文献报道淋巴细胞输注效果不佳，二次造血干细胞移植（HSCT）可获得长期无病生存。该患者移植后先后2次出现供体细胞嵌合率下降，但血液学仍为完全缓解状态，给予IL-2治疗后供体细胞嵌合率升至100%。至今随访7年余患儿仍无病存活，生活质量好，治疗效果满意。

（王　倩　符粤文）

22. 非血缘造血干细胞与脐带间充质干细胞共移植方案治疗重型再生障碍性贫血1例

病例简介

患者女性，16岁，反复鼻衄、皮肤瘀点瘀斑9年余。起病血常规：WBC 5.75×10⁹/L，Hb 76g/L，PLT 48×10⁹/L，网织红细胞（Ret）4.89%。骨髓象（髂后及胸骨）：有核细胞增生欠活跃，巨核细胞未见，血小板少见。骨髓活检：骨髓增生较低下，脂肪细胞增生，较多粒细胞、红系细胞散在及小灶性分布，各阶段比例大致正常，较多淋巴细胞、浆细胞浸润，未见巨核细胞，铁染色（+）。巨核细胞酶标染色：未见巨核细胞。排他性诊断无异常。遂诊断"非重型再生障碍性贫血"。2002—2009年期间辗转多家医院，先后予CsA、PDN、达那唑、丙种球蛋白等药物治疗。WBC维持在3×10⁹~4×10⁹/L，Hb维持在60~80g/L，PLT维持在30×10⁹~60×10⁹/L。2009年6月再次高热入住我院，血常规：WBC 4.40×10⁹/L，中性粒细胞0.6×10⁹/L，Hb 35g/L，PLT 7×10⁹/L，Ret 0.3%。骨髓活检：骨髓增生极度低下，骨髓有效造血面积<5%，脂肪细胞显著增生，未见巨核细胞。染色体核型：正常核型。遂修正诊断为"重型再生障碍性贫血Ⅱ型（SAA Ⅱ型）"。再次予足量CsA、达那唑治疗，疗效欠佳，出现输血依赖，输血间隔较前缩短（输注RBC>50U，铁蛋白>2 500ng/mL），且出现药物性肝肾功能损害。患者体重90kg，血型O型Rh（D）阳性，无同胞供者；于中华骨髓库寻得HLA 9/10相合供者（女性，24岁，血型O型RHD阳性）；2009年10月患者母亲再次分娩，留取脐带血冻存（HLA全合；血型AB型RHD阳性；冻存脐血40mL，MNC1.26×10⁹/L），并留取脐带血行间充质干细胞制备。经全科大讨论后，选择"非血缘干细胞与脐带间充质干细胞共移植"方案；采用

"Flu 50mg/kg，-9~-5d；Bu 0.8mg/kg，每6h 1次，-8~-7d；ATG 2.5mg/kg，-6~-2d；TBI 2Gy，-1d"预处理方案；第1天（D1）回输非血缘外周血造血干细胞160mL，MNC 5.1×10^8/kg，CD34+ 3.2×10^6/kg；第2天（D2）回输脐带血间充质干细胞80mL，MNC 1.0×10^6/kg；采用他克莫司、MMF、短程MTX常规预防排异，采用更昔洛韦预防病毒感染，先后予氟康唑、伏立康唑预防真菌感染，丙种球蛋白增强机体免疫力。+12d粒系重建，+17d巨核系重建，+17d骨髓象提示：骨髓增生明显活跃，粒系49.5%，红系48%，巨核细胞可见。供者细胞嵌合率为100%，完全供者型表达。层流仓内无急性移植物抗宿主病（aGVHD）发生，无感染，后顺利出仓。移植后随访至今5年，多次复查血象及骨髓象正常；供者细胞嵌合率100%，完全供者型表达；无aGVHD及慢性移植物抗宿主病（cGVHD）发生。+180d发生带状疱疹，抗病毒及丙种球蛋白治疗后治愈。患者目前一般情况好，恢复正常生活。

诊疗策略分析

患者为青少年女性，SAA Ⅱ型诊断明确，病程长达9年，骨髓条件差，增生极度低下，有效造血面积不足5%，长期输血，有输血依赖，体内铁蛋白蓄积，肝肾等脏器功能差，尝试CsA、激素、达那唑等多种药物保守治疗，疗效欠佳，且该患者感染风险高，极易合并重症感染危及生命，治疗难度大。

儿童及青少年重型再生障碍性贫血首选治疗方案为HLA匹配同胞供者异基因造血干细胞移植（MSD allo-HSCT），可显著改善生命质量，有效延长生存，10年OS率可达90%。该患者为独生女，无同胞供者。下一步治疗该如何选择？指南推荐免疫抑制疗法（IST）为无HLA匹配同胞供者患者首选替代治疗方案。该患者病程长达9年，骨髓增生极度低下，造血微环境差，文献报道，该类型SAA患者IST有效率不足30%，且IST起效慢，会大大增加感染风险。既往认为，替代供者异基因造血干细胞移植（AD allo-HSCT）供受者间遗传学差异较大，移植相关并发症及死亡率高，通常应用于一个或多个疗程IST无效的SAA患者。近年来随分子生物学配型技术发展、预处理方案和支持治疗的完善，AD allo-HSCT疗效得到显著提高，逐渐成为无HLA匹配同胞供者的SAA患者的有效替代治疗手段。可替代供者来源如下：非血缘供者、单倍体亲缘供者、脐带血。因该患者体重较大，脐血干细胞数量过少，移植失败风险高，不予选择。如何促进植入、减少GVHD发生及有效延长生存，获得与HLA匹配同胞供者异基因造血干细胞移植的相同或相似疗效需进一步探索。文献报道间充质干细胞不仅具有强大的增殖能力和多向分化潜能，在适宜的体内或体外环境下具有分化为肌细胞、肝细胞、成骨细胞、脂肪细胞、软骨细胞、基质细胞等多种细胞的能力；而且具有免疫调节功能，通过细胞间的相互作用及产生细胞因子抑制T细胞的增殖及其免疫反应，从而促进造血干细胞植入，加速造血恢复，减少GVHD发生，促进免疫重建。因此，我科尝试采用"非血缘外周血干细胞联合脐带间充质干细胞共移植"方案治疗该患者；采用"FAB+TBI"预处理方案，非血缘外周血干细胞回输后9h输入脐带间充质干细胞，造血重建顺利，随访至今（8年）无急、慢性GVHD发生，生活质量好。

该病例提示，非血缘外周血干细胞联合脐带间充质干细胞共移植是难治性重型再生障碍性贫血Ⅱ型积极、有效的治疗方法；其有效性及安全性仍需扩大样本量、临床试验进一步研究。

（刘星辰　符粤文）

23. 非血缘造血干细胞移植治疗合并肝脾真菌病的急性白血病2例

病例简介

◆病例A

患者女性，24岁，2012年3月30日因皮肤紫癜就诊于当地医院，发病时血常规：WBC 30.93×10⁹/L，Hb 65g/L，PLT 11×10⁹/L。骨髓形态学：增生明显活跃，原始粒细胞22%。免疫分型诊断：急性髓系白血病（AML）-M2。染色体核型正常，无特殊融合基因。入院诊断：AML-M2a。给予标准DA方案化疗达CR，DA方案巩固1个周期。2012年6月应用HD-Ara-C巩固化疗后粒细胞缺乏达1月余，期间出现发热，血培养为光滑念珠菌，腹部CT显示肝脾多发低密度影，临床诊断为肝脾真菌病。静脉滴注米卡芬净和两性霉素B抗真菌治疗（具体剂量不详），体温得到控制，未再继续巩固化疗。2013年1月，骨髓形态学提示复发，采取CHG方案诱导后缓解（CR2），未巩固化疗。2013年5月，骨髓形态学显示再次复发，采取CAG方案诱导后再次缓解（CR3），采取MA方案巩固1个周期。复发后治疗期间，尽管进行预防性抗真菌治疗，但粒细胞缺乏时仍发热。2013年9月转入我院，腹部CT显示，肝脾多发低密度结节。给予中剂量阿糖胞苷（MD-Ara-C）化疗1个周期，同时静脉滴注两性霉素B 25mg、每日1次联合伏立康唑片200mg、每12h 1次抗真菌治疗直到移植前。2013年11月腹部CT显示，肝脾多发低密度结节较前明显缩小，大部分消失。经Bu/Cy+VP-16+ATG方案预处理后，行HLA配型10/10相合无关供者造血干细胞移植（URD-HSCT），回输外周血干细胞130mL，MNC 8.55×10⁸/kg，CD34+细胞4.53×10⁶/kg。给予CsA+短程MTX+MMF预防GVHD。非粒细胞缺乏期应用伏立康唑片200mg、每12h 1次预防真菌感染，粒细胞缺乏期静脉滴注两性霉素B 25mg、每日1次联合伏立康唑片200mg、每12h 1次抗真菌治疗，期间出现肾功能不全和心功能不全，停用CsA，给予糖皮质激素预防GVHD，利尿、强心、扩血管纠正心功能不全。+11d出现上消化道出血，给予止血药物、生长抑素、质子泵抑制剂，输血小板、冷沉淀后出血控制。+20d粒系植入，+28d巨核系植入。造血重建后单用伏立康唑片200mg、每12h 1次治疗真菌感染，改用西罗莫司片预防GVHD。+31d供者嵌合率100%。腹部CT显示肝脾感染灶与移植前相仿，+47d发生肠道GVHD，加用糖皮质激素后控制。+120d复查腹部CT，肝脾低密度结节消失，停用伏立康唑片。后多次复查供者嵌合率99.3%~100%。+1年停用免疫制剂，恢复正常工作。目前无病生存36个月。末次回访时间2016年10月30日。

◆病例B

患者女性，23岁，2013年7月因发热，乏力、咳嗽、胸骨轻度疼痛就诊我院。发病时全血细胞减少。骨髓形态学：增生明显活跃，原始、幼稚淋巴细胞86%。免疫分型诊断：普通型B细胞急性淋巴细胞白血病（ALL）。染色体核型正常，无特殊融合基因。入院诊断：ALL Common B型。VDLP方案诱导化疗后获得CR1。期间出现肠梗阻和感染，经禁食、胃肠减压、抗感染、成分输血等治疗后痊愈。2013年8月予CAM方案强化治疗，粒细胞恢复正常后仍发热，行多期增强CT示：①右肺上叶炎症，范围较前缩小。②肝脾增大，内有多发低密度影，双肾强化欠均匀并发多发低密度影。结合临床诊断为肝脾真菌病。给予氟康唑胶囊口服抗真菌治疗后体温得到控制。2013年9月—2014年1月多次复查骨穿均提示处于缓解状态。化疗期间应用氟康唑胶囊400mg、每日1次口服抗真菌治疗，分别给予VP（VCR+PDN）+MTX、MTX+L-Asp、VMCD（VDS+MIT+CTX+DXM）、EOAD（VP-16+VCR+Ara-C+DXM）方案巩固化疗。肝、脾、肾真菌感染时好时坏，间断发热。2014年2月12日髂骨和胸骨骨穿均发现幼稚淋巴细胞3%；提示骨髓复发。给予VMCLP方案再次诱导获得CR2。2014年4月5日和2014年5月15日给予EA（VP-16+Ara-C）方案巩固化疗，同时静脉滴注两性霉素B 25mg、每日1次联合伏立康唑片200mg、每12h 1次口服抗真菌治疗。化疗期间未发热，肝脾真菌感染明显好转。2014年6月经典Bu/Cy+ATG方案预处理后，行HLA 8/10相合无关供者外周血造血干细胞移植。回输外周血干细胞274mL，MNC 7.63×10^8/kg，CD34+ 6.26×10^6/kg。给予CsA+MMF预防GVHD。预处理开始给予伏立康唑片200mg、每12h 1次抗真菌治疗，粒细胞缺乏时静脉滴注两性霉素B 25mg、每日1次联合抗真菌。+13d造血重建。+30d供体细胞嵌合率100%，*IgH*重排未发现单克隆。伏立康唑片200mg、每12h1次抗真菌治疗至+120d，腹部CT显示肝、脾、肾均正常。多次复查嵌合体徘徊在92.37%~100%，骨穿未见原始、幼稚淋巴细胞。+182d停用全部免疫抑制剂。目前无病生存30个月。末次回访时间2016年10月30日。

诊疗策略分析

allo-HSCT过程中，患者需要接受超大剂量的化疗或放疗和一定强度的免疫抑制剂，机体抵抗力很低，容易发生各种类型的感染。移植前患者的无感染状态是确保allo-HSCT移植顺利进行的基础。侵袭性真菌感染（invasive fungal infection，IFI）是指真菌侵入人体，在组织、器官或血液中生长、繁殖，并导致组织损伤及炎症反应的疾病。白血病患者化疗后容易出现深部真菌感染，通常认为IFI是异基因造血干细胞移植的禁忌证。但随着新型强力抗真菌药物的出现，既往的观念可能要受到挑战。本组两例白血病患者分别为ALL和AML，在缓解后的巩固化疗过程中因骨髓抑制过重，粒细胞缺乏时间过长，出现肝脾真菌感染，其后因为IFI，或停用化疗，或化疗强度不足，最终导致白血病复发。对于复发白血病，allo-HSCT是唯一的治愈手段。但患者的肝脾真菌感染成为allo-HSCT成功的主要障碍。移植前尽可能缩小感染灶显得尤其重要，为此，我们在白血病重新诱导缓解后，选择适当强度的化疗方案进行巩固，并且在巩固化疗过程中联合使用两性霉素B和伏立康唑两种强效抗真菌药物治疗肝脾真菌感染。经过2~3个月的治疗，待深部IFI稳定后才进行allo-HSCT。由于两例患者均为无关供者移植，需要使用更强的免疫抑制剂抗胸腺细胞免疫球蛋白，因此在移植的过程中选择经典的Bu/Cy方案，缩短粒细胞缺乏时间，同时早期应用伏立康唑预防真菌感染，在粒细胞缺乏期联合使用两性霉素B抗真菌治疗，使患者安全度过粒细胞缺乏期。由于两性霉素B的肾毒性强，加上allo-HSCT过程中，使用CsA和Cy，容易出现肾功能不全，因此，在粒细胞植入后，及时停用了两性霉素B，口服伏立康唑片治疗至移植后4个月。两例患者移植后肝脾真菌感染逐渐好转，直至痊愈。因此，合并深部真菌感染并非allo-HSCT的禁忌证。移植前尽可能缩小感染灶；移植过程中粒细胞缺乏期，联合使用强力的抗真菌治疗；移植后长期的抗真菌药物可以使患者顺利完成allo-HSCT。

（周　健　宋永平）

24.单倍体造血干细胞移植治疗"伴t（9；22）（q34；q11）；*BCR-ABL1*阳性急性混合细胞白血病"1例

病例简介

患儿女性，7岁，因"面色苍白、皮肤出血点9d"就诊当地医院，就诊时血常规（2016年4月27日）：WBC 12.40×10⁹/L，Hb 91g/L，PLT 49×10⁹/L。骨髓象：骨髓增生极度活跃，原始粒细胞14%，原始、幼稚淋巴细胞51.6%，红系增生受抑，见个别幼红细胞，全片见巨核细胞13个，均为颗粒巨核细胞，血小板少见。骨髓免疫分型示：见两群细胞，SSC较小细胞群约占有核细胞的40%，主要表达HLA-DR、CD10、CD19、CD22（dim）、CD34、CD38、TdT，SSC较大细胞群约占有核细胞35%，主要表达MPO、HLA-DR、CD13、CD19、CD33、CD34、CD38、CD123，部分表达CD117，符合混合表型急性白血病。融合基因筛查定性检测：*BCR/ABL*（*p190*）、*EVI1*阳性。染色体核型分析：45，XX，-7，t（9；22）（q34；q11）。遂明确诊断为"伴t（9；22）（q34；q11）；*BCR-ABL1*阳性急性双系列型混合细胞白血病"。2016年5月9日予DOLP（DNR+VCR+L-Asp+PDN）方案诱导化疗，并口服伊马替尼（昕维）。后复查骨髓象：骨髓增生活跃，未见原始粒细胞，幼淋细胞1%；*BCR/ABL*（*p190*）定量检测：*BCR/ABL*（*p190*）/*ABL1*=0.285。*EVI1*表达分数：31.53%（低表达）。后分别予CAT（CTX+Ara-C+6-MP）方案1个疗程、HD-MTX方案3个疗程、DOLP方案1个疗程、EA方案1个疗程巩固治疗；期间未再行疗效评价；共予腰穿+鞘内注射11次。2016年10月31日就诊于我院，复查骨髓象：骨髓增生明显活跃；原始粒细胞2.2%，原始、幼稚淋巴细胞10.2%。提示疾病复发。经移植医师评估及患者家属知情同意后，2016年11月10日入层流病房行单倍体造血干细胞移植（父供女，HLA 8/10相合，血型为O$^+$供B$^+$）；予改良Bu/Cy方案预处理，具体：Ara-C 2.0g/m^2，每12h 1次，-10~-9d；Bu 0.8mg/kg，每6h 1次，-8~-6d；CTX 1.8g/m^2，-5~-4d；ATG 2.5mg/kg，-5~-2d；Me-CCNU 250mg/m^2，-3d。第1天（d1）回输其父半相合骨髓干细胞90mL，MNC 1.72×10^8/kg，CD34+ 0.65×10^6/kg；第2天（d2）回输其父半相合外周血干细胞189mL，MNC 13.60×10^8/kg，CD34+ 2.87×10^6/kg。采用CsA、MMF、短程MTX常规预防排异方案；分别予更昔洛韦、氟康唑预防病毒、真菌感染。+1d回输其父外周血干细胞后出现反复高热，间断予激素控制炎症级联反应，不排除感染可能，升级抗感染方案为美罗培南联合替考拉宁，升级预防真菌感染方案为伏立康唑针剂，后体温得到控制。+11d，血象呈恢复趋势，再次出现反复高热伴全身皮疹，考虑植入综合征/急性移植物抗宿主病（aGVHD）可能，予MP（1.5mg/kg）减轻炎症反应，症状控制后规律减量。+14d粒系重建，出现夜尿增多，尿多瘤病毒阳性，予抗病毒、水化、碱化尿液、静注人免疫球蛋白A（pH4）治疗后好转。+22d巨核系重建。+27d复查骨髓象：增生活跃，未见原粒及原幼淋细胞。*BCR/ABL*（*p190*）定量检测阴性。供体细胞嵌合率96.9%。+40d及+80d复查骨髓象均为完全缓解状态，*BCR/ABL*（*p190*）定量检测阴性，供体细胞嵌合率100%，完全供者型表达；现为移植后3月余，一般情况好，无aGVHD、感染等移植后并发症。

诊疗策略分析

急性混合细胞白血病（MPAL）是白血病的罕见类型，目前以国际白血病免疫分型欧洲协作组（EGIL）1995年制定的诊断标准最为常用。绝大部分急性混合细胞白血病患者存在预后不良型染色体改变，其中t（9；22）（q34；q11）或*BCR-ABL1*阳性是MPAL中最常见的重现性遗传学异常，此类病种临床罕见，占急性白血病比例不足1%，儿童和成人均可患病，以成人居多，需排除表型符合MPAL的CML急变病例，同时亦可合并额外细胞遗传学异常。蔡静等报道，在已确诊45例MPAL患者中，存在染色体改变者占45.3%，其中t（9；22）（q34；q11）阳性者占56.2%，复杂核型占16.3%。结合该患儿骨髓细胞形态学及流式细胞表型见两群分别属于不同造血系列的原始细胞，染色体核型分析及融合基因检测分别提示t（9；22）（q34；q11）阳性、*BCR-ABL1*阳性，"伴t（9；

22）（q34；q11）；*BCR-ABL1* 阳性急性双系列型混合细胞白血病（B/My）"诊断明确。此外，该患儿染色体核型分析亦存在-7异常，7号染色体异常文献报道多见于 AML，提示预后不良；融合基因检测亦提示存在 *EVI1* 阳性，文献报道 *EVI1* 高表达在 AML 中的发生率为17.9%，在 M5 亚型中较为多见，常见的细胞遗传学异常包括 *11q23/MLL* 重排、*3q26* 重排、*-7/7q-* 及 *t*（9；11）和 *11p15* 重排，为疾病独立预后不良因素。

急性混合细胞白血病既往文献报道化疗疗效差，生存期短；其中"伴 t（9；22）（q34；q11）；*BCR-ABL1 MPAL* 阳性"类型预后较其他类型 MPAL 更为不佳；小样本病例报道应用伊马替尼等酪氨酸激酶抑制剂治疗可延长生存期，但疗效尚不确定。该患儿化疗联合伊马替尼治疗疗效欠佳，巩固治疗期间疾病复发，疾病恶性程度高，治疗难度极大。该患儿多次化疗后，脏器功能差，不能耐受持续化疗，无同胞供者，无 HLA 相合非血缘供者，且综合考虑移植后预防或治疗疾病复发时供体淋巴细胞输注（DLI）来源方便易得等因素，我科尝试对患儿在疾病复发状态下行挽救性单倍体造血干细胞移植治疗，采用父供女，HLA 8/10 相合，骨髓联合外周血造血干细胞共移植方案，予改良 Bu/Cy 方案预处理，予 CsA、MMF、短程 MTX 预防排异。分别于+1d 回输其父半相合外周血干细胞后及+11d 血象恢复时出现反复高热，小剂量激素控制效果可。造血重建顺利。随访至移植后3月余，一般情况好，原发病控制可，无严重移植后相关并发症。

该病例提示单倍体移植是治疗急性混合细胞白血病的积极、有效手段。值得注意的是，监测及预防疾病复发、移植相关并发症防治等后续治疗仍需谨慎。

（刘星辰　符粤文）

25. 异基因造血干细胞移植治疗慢性髓系白血病合并 *T315I* 突变 1 例

病例简介

患者男性，32 岁，2012 年 7 月以"间断发热 1 个月"为主诉就诊于当地医院，血常规示：WBC 320×10⁹/L，Hb 120g/L，PLT 340×10⁹/L。彩超提示"巨脾"，遂完善骨髓象提示慢性粒细胞白血病骨髓象，*BCR/ABL210* 阳性。染色体：46，XY，t（9；22）（q34；q11）。诊断为"慢性粒细胞白血病（CML）-慢性期"，给予伊马替尼片（格列卫）400mg、每日 1 次靶向治疗，2012 年 7 月—2014 年 2 月复查血常规波动于正常范围，*BCR/ABL210* 融合基因拷贝数仍较高，考虑治疗效果不佳。2014 年 2 月查 *ABL* 激酶区突变发现 *T315I* 突变，于 2014 年 5 月加用干扰素 60μg/次、2 次/周联合治疗。2015 年 1 月至我院复查骨髓象：增生极度活跃，原始粒细胞未见，早幼稚粒细胞 1.4%，中性中幼稚粒细胞 29.2%，中性晚幼稚粒细胞 21.6%。*BCR/ABL210*（*IS*）=0.55。染色体：46，XY，t（9；22）（q34；q11）[10]，*ABL* 激酶区突变示 *E255K*。考虑伊马替尼治疗效果差，因经济原因无法换用达沙替尼治疗，遂于 2015 年 1 月无缝连接换用尼洛替尼胶囊（达希纳）400mg、每日 2 次靶向治疗。2015 年 11 月我院查血常规：WBC 27.80×10⁹/L，Hb 118.00g/L，PLT 719.00×10⁹/L。骨髓象：增生明显活跃，原始粒细胞未见，早幼稚粒细胞 1.2%。*ABL* 激酶区突变示 *T315I*，*BCR/ABL210*（IS）=1.29。流式细胞检查未见幼稚细胞。考虑尼洛替尼单药治疗效果差。遂于 2015 年 11 月 9 日给予 HA 方案化疗，具体：HHT 3mg，第 1~5 天；Ara-C 200mg，第 1~5 天。化疗过程顺利，血象恢复后与胞弟 HLA 配型全相合，因经济原因无法行造血干细胞移植，考虑合并 *T315I* 突变，遂于 2015 年 12 月 17 日联合 As₂O₃ 方案治疗，具体：10mg，第 1~15 天。过程顺利，后出院。2016 年 2 月我院血常规：WBC 23.49×10⁹/L，Hb 124.00g/L，PLT 509.00×10⁹/L。骨髓象：骨髓有核细胞增生明显活跃，粒系86%，原始粒细胞0.6%，早幼稚粒细胞1.4%。BCR/ABL210（IS）=0.13，并T315I突变。考虑患者目前治疗效果差，换用达沙替尼片150mg、每日1次靶向治疗，同时联合干扰素60万U、隔日1次，分别于2016年3月7日、2016年4月14日、2016年5月3日联合As$_2$O$_3$10mg/d、第1~14天治疗3个周期，治疗结束出院。在治疗期间血象逐渐波动于正常范围，院外继续口服达沙替尼（依尼舒）140mg、每日1次联合干扰素60万U、隔日1次治疗。2016年7月22日我院复查BCR/ABL210（IS）=0.28，ABL激酶区突变示T315I，考虑靶向药物控制不佳。患者与胞弟HLA 6/6相合，于2016年8月15日入层流病房行造血干细胞移植治疗。2016年8月16日开始Bu/Cy+VP-16方案预处理，具体：Bu 50.4mg，每6h 1次，−7~−4d；VP-16 200mg，−4~−2d；CTX 3 600mg，−3~−2d。2016年8月23日回输胞弟HLA 6/6相合外周血干细胞194mL，MNC 8.38×10^8/kg，CD34+ 3.01×10^6/kg。给予CsA联合短程MTX预防GVHD；移植前应用更昔洛韦针预防巨细胞病毒；移植前后给予伏立康唑片/伏立康唑针预防真菌感染；移植后应用前列腺素E1针预防肝细胞闭塞症；+12d粒系植入；+13d巨系植入；+10d合并皮肤GVHD，+20d合并肝脏GVHD，给予MTX+MP+CsA治疗后GVHD得到控制；+30d供体细胞嵌合率96.8%；后多次复查供体细胞嵌合率100%，BCR/ABL基因均阴性。现移植后24个月，生存良好。

诊疗策略分析

CML是起源于造血干细胞的恶性克隆性疾病，以t（9；22）（q34；q11）染色体易位（Ph染色体）及形成BCR-ABL融合蛋白为特征性的遗传学改变。伊马替尼（IM）作为第一代TKI，自20世纪90年代末应用于临床以来，成功提高了CML的治疗效果，明显改善了CML患者的预后。随访数据表明，随机接受伊马替尼的所有CML患者，8年OS率达85%，且93%患者无CML相关死亡。尽管如此，仍有相当一部分患者对伊马替尼耐药和（或）不耐受。作为第一代TKI，IM主要用于CML慢性期和加速期治疗。IM竞争性结合ABL酪氨酸激酶催化部位的ATP与胸苷激酶（TPK）受体的结合位点，阻滞酪氨酸激酶（TK）磷酸化，从而抑制信号传导，使酪氨酸激酶不能与ATP结合，从而失去催化活性。随病程进展，部分患者ABL酪氨酸激酶区发生突变，产生对IM的耐药。

几乎所有的 CML 急变期和 15%~20% 的 CML 经 IM 治疗后复发的患者对 IM 发生耐药。而耐药的发生与 *BCR/ABL* 基因突变密切相关，在 IM 耐药或复发的 CML 患者中发现 100 多种 *BCR/ABL* 基因的突变，这些突变不仅干扰了 TKI 的亲和力，而且改变了 *BCR/ABL* 的生物功能。其中 *T315I* 突变率约占 15%，该突变是由位于 *ABL* 基因第 6 号外显子的第 315 位苏氨酸（Thr）被异亮氨酸（Ile）替代，碱基由 ACT 变为 ATT。*T315I* 突变发生后 Ile315 不能与 IM 形成氢键，且替代后的 Ile 侧链上的额外碳氢键会产生空间上的干扰，它消除了抑制剂与激酶高亲和力的结合所需要的氢键，不利于 IM 结合，并且在空间上阻碍 IM 与 ATP 结合位点的结合，由此产生耐药。*T315I* 点突变所致耐药最难克服，该类患者对现有靶向药物几乎均耐药。增加 IM 的剂量或者更换第二代信号转导抑制剂如尼洛替尼（Nilotinib）和达沙替尼（Dasatinib）等，对大多数突变型 CML 有效，但具有 *BCR/ABL T315I* 突变的 CML 对上述药物均无效。2012 年上市的 Ponatinb 可以克服 *T315I* 突变的耐药，但其对一些混合突变比如 *E255V/T315I* 双突变仍无能为力，而且 Ponatinb 还存在较严重的心脏不良反应。TKI 联合其他药物逆转 *T315I* 突变的研究也在广泛开展。Itonaga 等将 IM 与 α 干扰素联合应用，成功治愈了 1 例 *T315I* 突变的 CML 患者，且消除了该患者体内的突变基因。Shi 等发现雷公藤内酯可部分逆转 *BCR/ABL T315I* 突变所致的 IM 耐药。国外针对合并 *T315I* 突变的 CML 做了前瞻性研究，应用 HHT 可取得不错的疗效，但仅能获得短期血液学缓解。体外实验研究表明，As_2O_3 对 *T315I* 突变细胞株 KBM5R 有诱导凋亡作用，而体内效果并未得到证实。本资料患者单药尼洛替尼治疗效果差，先后给予 HHT 和 As_2O_3 治疗，*BCR-ABL210* 转录本从 1.29 降至 0.13，为异基因造血干细胞移植搭建了桥梁。所以，在 TKI 时代，*T315I* 突变是困扰临床医生的难题，异基因造血干细胞移植仍是唯一可缓解的有效治疗手段，但有一定比例的患者发生移植后复发。移植后密切监测 MRD，尽量在 CR 状态下进行移植和早期采取 DLI（供者淋巴细胞输注）等方法降低 MRD 都是有效控制移植后复发的有效手段；对已经复发的受者，可以尝试二次移植，或是进行 HHT 等化疗进一步治疗来延长生存时间。对于这类伴 *T315I* 突变的 CML 患者，在有合适供体的情况下，应尽早进行异基因造血干细胞移植。本资料患者目前移植后 24 个月，现生存良好。

（梁利杰　周　健）

26.异基因造血干细胞移植治疗合并严重感染的极重型再生障碍性贫血1例

病例简介

患者男性，23岁，以"间断性牙龈出血5d"为主诉于2004年10月17日来我院，2004年10月12日患者无明显诱因出现间断性自发牙龈出血、双下肢皮肤有散在出血点和瘀斑。无寒战、发热，头晕、心悸、乏力等不适。自服消炎药后，症状无改善。当地县医院查血常规：WBC 1.6×10^9/L，Hb 120g/L，PLT 0×10^9/L。转入我院诊疗，查体：双下肢散在出血点和小片状瘀斑，心肺听诊无异常，肝、脾肋下未触及。骨髓细胞学：有核细胞增生明显减低，粒系比例减低，部分细胞胞浆颗粒增多、增粗；红系比例减低，以中晚幼红细胞为主，形态未见异常；淋巴细胞比例相对增高，形态大致正常，浆细胞和网状细胞相对增多；巨核细胞未见，血小板散在少见。骨髓活检：骨髓有核细胞增生程度极度减低，粒、红细胞比例大致正常，粒系细胞少见，以偏成熟阶段细胞为主，红系细胞少见，以中晚幼红细胞为主，全片未见巨核细胞，淋巴细胞少见，骨髓间质未见纤维化，未见含铁血黄素沉积，脂肪空泡多见。染色体为正常核型。血常规：WBC 0.9×10^9/L，Hb 106g/L，PLT 0×10^9/L。诊断：重型再生障碍性贫血。给予CsA胶囊+司坦唑醇片治疗，同时输血小板支持治疗。2004年10月22日出现发热，给予哌拉西林/他唑巴坦静脉滴注抗感染治疗，效果不佳。随后患者出现咽痛，咳嗽，高热，伴寒战。给予亚胺培南西司他丁静脉滴注抗感染多日效果仍不佳，加用去甲万古霉素静脉滴注抗革兰氏阳性球菌，体温有所下降。期间多次复查血常规示WBC<0.4×10^9/L，中性粒细胞<0.1×10^9/L，诊断为极重型再生障碍性贫血。与胞妹HLA 6/6相合。行移植前全面检查，胸部CT：右肺上叶尖端可见结节样密度增高影，边界清晰，双侧胸腔可以见新月形液性密度影。心、肝、胆、脾、胰及泌尿系彩超无异常。心电图正常。期间

WBC 均为 $0.1×10^9$/L，患者持续咳嗽，咳痰，高热，体温波动在 38~41.2℃。痰培养：热带念珠菌。加用氟康唑静脉滴注抗真菌治疗，但体温控制不佳。2004 年 10 月 31 日患者经药浴后转入层流病房，2004 年 11 月 14 日开始给予 CTX/ATG 预处理。2004 年 11 月 18 日回输其妹外周造血干细胞，MNC $7.10×10^8$/kg，CD34+ $5.10×10^6$/kg，给予 CsA 联合短程 MTX 预防 GVHD。自入层流病房到粒细胞植入期间，患者体温波动在 38~40℃，每日 1~2 个热峰。多次痰培养为"金黄奈瑟菌"，体外药敏试验显示对亚胺培南西司他丁钠、头孢哌酮舒巴坦、阿米卡星、头孢吡肟敏感，应用亚胺培南西司他丁钠联合替考拉宁静脉滴注抗细菌治疗，伊曲康唑静脉滴注抗真菌治疗，同时给予静脉高营养支持治疗。+11d 粒细胞植入，体温降至 38℃以下，+15d 体温正常，咳嗽消失。+17d 血小板植入，植入后无明显的 GVHD。+30d 复查骨髓细胞学：骨髓有核细胞增生明显活跃，染色体核型分析为 46，XX［10］，完全供者型。+90d 骨髓活检恢复正常，+9 月逐渐减量环孢素，移植后 1 年停用所用免疫抑制剂。随访至今，移植后 13 年余，生存良好。

诊疗策略分析

大多数极重型急性再生障碍性贫血患者，因中性粒细胞绝对值小于 $0.1×10^9$/L，PLT<$20×10^9$/L，Ret<$20×10^9$/L，常伴有严重贫血、严重全身性感染（败血症）表现，体温持续维持在 39~40℃，有出血倾向，包括皮肤及黏膜出血，全身情况极差，病死率极高。该类病例的抢救是个十分棘手的问题。对于极重型急性再生障碍性贫血，目前主要的治疗手段是以抗胸腺细胞免疫球蛋白联合 CsA 的免疫抑制治疗和异基因造血干细胞移植治疗。但联合免疫抑制治疗甚至需 3~6 个月后才出现疗效。而患者合并严重的感染，需要尽快治疗恢复中性粒细胞，病情不允许起效时间太长。异基因造血干细胞移植是目前应用最为广泛而且可望根治重型再生障碍性贫血的首选方法，其最大优点是可能获得长期治愈，可以极大地减少复发和后来出现的克隆造血紊乱，如 MDS 和阵发性睡眠性血红蛋白尿（PNH）等。

本例患者入院后 1 周，白细胞急剧下降，中性粒细胞几乎为零，出现 39~40℃的持续高热，并且伴有咳嗽，痰培养出热带念珠菌，胸部 CT 显示有感染。病情发展迅速，全身情况日益加重，病情危重，考虑在此种情况下免疫抑制治疗效果不佳。由于患者粒细胞极度缺乏，前期尽管给予了强力的抗生素，仍然不能有效控制感染，而患者又有 HLA 配型 A、B、DRB1 位点全相合的同胞妹妹，经家属同意，决定在患者伴有严重感染情况下行同胞异基因外周血干细胞移植。患者在移植过程中，尽管多次痰培养出致病菌，并根据药敏结果选择了敏感的抗生素，但由于中性粒细胞极度缺乏，感染一直不能控制，直到造血重建后，中性粒细胞恢复，体温才逐渐降至正常。本例符合欧洲骨髓移植重型再生障碍性贫血工作组（EBMT SAAWP）极重型再生障碍性贫血的标准，应首选 HLA 相合的同胞异基因造血干细胞移植，3 年无病生存率为 70%~85%（中位值为 80%），而 HLA 全相合无关者间移植则为 78%，两者差异不明显。

　　本例的经验亦证实，极重型急性再生障碍性贫血患者只有通过造血干细胞移植，迅速恢复造血功能，才能控制严重全身性感染及出血倾向，根治疾病。重型再生障碍性贫血同种异基因造血干细胞移植指征：①重型再生障碍性贫血；②有 HLA 相合的同胞兄妹或无关供体；③年龄在 40 岁以下者。若虽为非重型再生障碍性贫血，但有 HLA 相合供体，且需依赖输血者，亦应行同种异基因造血干细胞移植。从本病例抢救成功及 EBMT SAAWP 经验提示，对重型和极重型再生障碍性贫血患者，若有 HLA 相合供体，虽然同时伴有严重感染及出血倾向，在家属理解的情况下，同种异基因造血干细胞移植是抢救患者生命的最有效方法，应积极采取。

（周　健　宋永平）

27.异基因造血干细胞移植治疗合并粒细胞肉瘤的急性髓系白血病1例

病例简介

患儿女性，7岁，以"左眼球突出1月余"为主诉于2010年2月3日入我院，1个月前（2010年1月3日）家属发现其左眼球外突、眼眶肿胀，未予重视，后症状渐重，伴左耳疼痛并流淡黄色液体，不伴发热、头痛、头晕、心慌、恶心、呕吐等症状，就诊于青海大学附属医院。查血常规：WBC 20.9×10^9/L，Hb 71g/L，PLT 45×10^9/L。骨髓检查示：有核细胞增生明显活跃，原始粒细胞比例增高，占63.5%，该类细胞大小不一，部分胞浆可见 Auer 小体；早幼稚粒细胞占4%；红系比例减低，淋巴单核比例大致正常。考虑"急性髓系白血病（AML）-M2a"。给予输注血小板及抗感染治疗后左耳流液停止、疼痛减轻，但左眼球外凸、眼眶肿胀未见明显好转。后转入我院诊治，经骨髓细胞学、白血病免疫分型诊断为"AML-M2a"，染色体核型正常，颅脑CT显示左侧眼球后占位。给予标准的DA方案化疗1个周期，化疗期间，左侧眼球外凸消失，化疗后复查骨髓达CR。头颅CT显示左侧眼球后占位消失。后给予MD-Ara-C方案巩固化疗2个周期；期间共给予腰穿+三联鞘内注射5次；与胞兄HLA配型6/6相合，2010年6月9日给予改良Bu/Cy方案预处理，2010年6月18日回输胞兄外周造血干细胞，MNC 7.30×10^8/kg，CD34+ 2.78×10^6/kg，给予CsA联合短程MTX预防GVHD。+11d粒系植入，+12d巨系植入，植入后出现Ⅰ度皮肤GVHD，给予MP静脉滴注控制。+30d复查骨穿查嵌合体为100%。+60d开始将CsA逐渐减量，+143d停用CsA。后多次复查骨穿查嵌合体均为100%。目前移植后6年半，生存良好。

诊疗策略分析

粒细胞肉瘤（granulocytic sarcoma，GS）是髓系前体细胞在骨髓外形成的实体性肿瘤。它可发生于髓系白血病发病前，作为白血病的先兆表现，称为原发性GS；也可与髓系白血病同时发生；还可以单独以肿块形式复发或与骨髓复发同时出现，后两种表现形式叫白血病性GS。常并发于AML、MDS和CML。本例患儿以左侧眼球外突起病，血常规检查发现白细胞升高、贫血、血小板低，骨穿证实为AML-M2a。尽管因解剖结构复杂，没有进行穿刺眼球后占位病理活检证实为粒细胞肉瘤，但结合临床症状、诊断和后续的治疗效果，可以诊断为白血病性GS。GS发病率极低，易误诊，治疗反应差，复发率高，预后差。迄今尚无多中心前瞻性的临床研究，所以尚未形成治疗共识。目前多采用手术切除、局部放疗、联合化疗和HSCT等治疗措施。手术切除仅用于病理活检以明确诊断。放疗虽有一定疗效，但无法延长无病生存期和改善预后，这提示GS只是全身疾病的局部表现。因此，即使患者已经进行了放疗或手术切除，仍需采用全身化疗。Yamauchi等发现，单纯用放疗或手术局部治疗的GS患者在3～6个月出现骨髓受累，而接受全身系统化疗的患者转化为AML的时间可延长至12个月。台湾大学Lan等的回顾性研究显示，接受化疗的白血病性GS患者的生存期较未化疗患者明显延长，而化疗联合放疗或手术并没有延长患者的生存期。同样，Tsimberidou研究发现，对于原发性GS，接受化疗的患者的生存期明显长于未化疗的患者，化疗联合放疗与单独化疗患者生存期无明显差异。因此，无论是原发性GS还是白血病性GS，手术和放疗并未提高化疗的疗效。几乎所有的报道都显示，与其他治疗方法相比，allo-HSCT可以明显延长GS患者的生存期，是最有效的治疗手段。本例患者诊断明确后，采取标准方案化疗，左侧眼球后占位消失，骨髓达CR状态。且与胞兄HLA配型6/6相合，经2个周期的MD-Ara-C巩固治疗后即行allo-HSCT，移植过程顺利。多次复查骨髓处于缓解状态，亦无孤立性GS复发，目前移植后8年半，患者生存良好。尽管allo-HSCT是GS最有效的治疗手段，但其疗效并不理想，5年OS率和DFS率分别为47%和36%，复发仍是主要的死亡原因。笔者分析我院allo-HSCT治疗的9例合并GS的白血病，发现GS患者缓解后早期移植的患者疗效好。巩固化疗过程中出现GS的患者，无一例外都复发。另外，误诊和误治的GS患者，移植后疗效差。所以，主张GS患者尽早进行allo-HSCT。

（周　健　宋永平）

28. 异基因造血干细胞移植治疗
t-AML 2 例

病例简介

◆ 病例 A

患者男性，37岁，2007年9月因鼻腔检查发现右侧鼻腔息肉，切除活检示：非霍奇金淋巴瘤，鼻腔 NK/T 细胞型。确诊为"非霍奇金淋巴瘤"，术后至某省级医院行 CHOP 方案化疗2个周期（具体剂量不详），后转至我院予 6MV-X 线调强放射治疗（IMRT）技术行"鼻腔、咽腔、筛窦、上颌窦区"放疗。放疗后于我院再次行 CHOP 方案化疗4个周期，具体：VCR 2mg，第1天；CTX 1.0g，第1天；EPI 50mg，第2~3天；PDN 30mg，每日2次，第1~7天。化疗后多次检查血常规、CT、超声等，疗效评价 CR。定期服用沙利度胺片100mg、每晚1次维持治疗2年，病情稳定。2010年10月无明显诱因出现牙痛、发热，体温最高38.0℃，无咳嗽、咳痰，遂至我院，骨髓象（2010年10月30日）：骨髓增生明显活跃，原始粒细胞4%，原始单核细胞36%，幼稚单核细胞27.5%。外周血涂片：原始粒细胞4%，原始单核细胞7%，幼稚单核细胞51%。POX 染色弱阳性。确诊为"急性髓系白血病（AML）-M5b"。2010年11月3日予 DA 方案化疗，具体：DNR 60mg，第1~3天；Ara-C 150mg，每12h 1次，第1~7天。2010年11月10日骨髓象：增生极度低下，原始粒细胞1%，幼稚单核细胞2%。2010年11月24日骨髓象：增生明显活跃，未见原始粒细胞，幼稚单核细胞0.5%。提示 CR，行腰穿+三联鞘内注射时，脑脊液发现大量原始、幼稚单核细胞。先后予6次腰穿+鞘内注射治疗中枢神经系统白血病，后再次复查脑脊液未见幼稚细胞。分别于2010年12月1日、2011年1月5日予 HD-Ara-C 化疗，具体：Ara-C 2.5g，每12h 1次，第1~3天，并行鞘内注射3次。与胞姐 HLA 配型6/6相合。移植前骨髓处于 CR 状态，2011年2月17日给予改良 Bu/Cy 预处理，具体：Me-CCNU 500mg，-1d；Ara-C 2.0g，每12h 1次，-7~-6d；Bu 60mg，每6h 1次，-5~-3d；CTX 3.4g，-2~-1d。2011年2月25日、2011年2月26日分别回输供者外周血造血干细胞55mL（MNC 3.37×10^8/kg，CD34+ 1.07×10^6/kg）、55mL（MNC 2.9×10^8/kg，CD34+ 0.79×10^6/kg），给予CsA胶囊联合短程MTX预防GVHD，+10d造血重建。后多次复查骨穿嵌合体均为100%。

◆病例B

患者男性，38岁，2014年4月无意间发现颈部肿物，约3cm×4cm大小，光滑、质硬、活动度可，红肿伴发热，体温最高37.6℃，至当地医院予抗感染治疗（具体用药不详），颈部肿物稍缩小，未再红肿。后肿物再次肿大，多次输液进行抗感染治疗，治疗后稍缩小。2014年6月21日至我院行左颈部肿物细针穿刺，镜下描述：见变性增生的淋巴细胞及少数变性的异型细胞。细胞学意见：淋巴瘤不排除。2014年6月26日行颈部淋巴结活检术，术后病理：霍奇金淋巴瘤结节硬化型。免疫组化：CK-、Vim-/+、S-100-/+、CD20灶+、CD3灶+、CD79a灶+、CD5灶+、CD30+、CD15-、ALK-、EMA-、CD21灶+、Ki-67+、Fascin+。彩超示：双侧颈部、双侧腋窝、双侧腹股沟区可见多发肿大淋巴结。CT：左侧锁骨上区、颈根部、两侧腋窝、纵隔多发增大淋巴结，符合淋巴瘤表现。骨穿未见异常。明确诊断为"霍奇金淋巴瘤ⅢA期，结节硬化型，IPI评分1分，侵及双侧颈部、左锁骨上、双侧腋窝、纵隔、双侧腹股沟淋巴结"。2014年7月2日、2014年7月24日、2014年8月15日、2014年9月9日予4个周期ABVD+PDN方案化疗，具体：THP 40mg，第1天、第8天；博来霉素（BLM）15mg，第1天、第8天；VCR 2mg，第1天、第8天；达卡巴嗪（DTIC）0.65g，第1天、第8天；PDN 60mg，第1~10天。疗效评价PR。2014年9月30日、2014年10月21日、2014年11月12日、2014年12月3日予4个周期DICE化疗，具体：IFO 2g，第1~3天；DDP 30mg，第1~4天；VP-16 100mg，第1~4天；DXM 15mg，第1~4天。疗效评价：疾病稳定（stable disease，SD）。2015年1月6日—2015年2月5日予6MV-X线IMRT技术行"双侧颈部、锁骨上下及纵隔淋巴结累及野"放疗，95%PTV41.5Gy/1.8Gy/23f。2015年3月23日—2015年4月20日予6MV-X线IMRT技术行"左侧髂内、髂外、左侧髂总淋巴结引流区"放疗，DT30Gy/17G。2016年5月10日入院复查发现全血细胞减少，骨髓象：原始粒细胞14%，原始单核细胞19.4%，幼稚单核细胞17%，偶见Auer小体。结合免疫分型等结果诊断为"AML-M5b"。2016年5月12日予DA方案诱导化疗，具体：DNR 60mg，第1~3天；Ara-C 200mg，每12h 1次，第1~7天。结束后第7天复查骨穿未见原始及幼稚细胞。分别于2016年6月17日、2016年7月19日、2016年8月25日给予HD-Ara-C化疗3个周期，具体：Ara-C 2.5g，每12h 1次，第1~3天。复查骨穿均处于CR状态。与胞姐HLA全相合，2016年10月1日开始给予Bu/Flu方案预处理，具体：Flu 50mg，-6d；Ara-C 3 500mg，每12h 1次，-6~-5d；Bu 46mg，每6h 1次，共13次，-5~-2d。2016年10月7日、2016年10月8日分别回输胞姐HLA 6/6相合外周血造血干细胞195mL（MNC 7.93×10^8/kg，CD34+ 5.79×10^6/kg）、195mL（MNC 8.23×10^8/kg，CD34+5.59×10^6/kg）。移植后+3d~+4d给予CTX 1.5g静脉滴注，+5d开始给予CsA静脉滴注预防GVHD。+12d巨核系重建。+13d粒系重建。多次复查骨穿嵌合体均为100%。

诊疗策略分析

治疗相关急性髓系白血病（t-AML）是指先前存在肿瘤或者一些良性疾病，经放疗、化疗治疗等潜在致白血病因素而出现的AML。以继发于乳腺癌及淋巴瘤最为常见。本文两例均为淋巴瘤放疗、化疗后继发的AML-M5b。报道显示，第一肿瘤的存在可形成慢性免疫刺激，诱发淋巴反应；其发生机制可能与肿瘤患者免疫受损、免疫识别、免疫监视功能减退有关，不能有效排除异常突变细胞导致白血病细胞的增殖；另外白血病与淋巴瘤有共同的病原体，可同时诱发白血病与淋巴瘤。

t-AML的发生与放疗或应用细胞毒药物有关，烷化剂、拓扑异构酶Ⅱ抑制剂是最主要的t-AML诱导剂，两者均作用于DNA合成过程，引起染色体畸变而发展为白血病。化疗所致的t-AML中约65%为Mel、苯丁酸氮芥和CTX所引起。研究发现，VP-16具有使肿瘤细胞中损伤的DNA重新被修复的功能，而对于正常细胞中发生的DNA双链断裂，若发生非经典末端连接（alternative end joining，A-EJ）导致修复错误，则致使组织细胞带上基因突变，从而使化疗患者获得新的潜在致瘤因素。病例A患者为非霍奇金淋巴瘤，CHOP方案化疗中多次应用CTX；病例B患者为霍奇金淋巴瘤，ABVD和DICE方案中多次应用阿霉素和VP-16。

而放疗则以小剂量及全身放疗导致的t-AML发生率高。放疗可使DNA链断裂，产生基因突变和染色体畸变，从而损伤骨髓造血干细胞，使白血病发生率增高。本文两例患者在化疗后均行累及野的局部放疗。国外报道t-AML中位发病间隔期为3~5年。本文病例A发病间隔时间为3年，病例B发病间隔时间为2年，与报道基本一致。

前期放疗和化疗对骨髓的累积毒性、白血病干细胞耐药性及分子生物学异常导致t-AML患者长期生存率较低。研究显示，t-AML常规化疗的CR率小于10%，治疗可能导致正常的造血干细胞数量减少，使得这些患者接受诱导化疗后的骨髓抑制期延长，减弱了这些患者再次接受强效化疗或造血干细胞移植能力。而在接受化疗中产生的恶性细胞可能比原发的AML细胞具有更强的耐药性。给予t-AML患者标准剂量的联合化疗，CR率与原发性AML相似，但CR期较短，仅为4~8个月。本文2例患者均给予标准剂量的DA方案诱导化疗，第1疗程均达CR，病例A患者HD-Ara-C巩固化疗2个周期、病例B患者HD-Ara-C巩固化疗3个周期后行allo-HSCT。由于既往放疗、化疗对造血干细胞的损伤和药物对脏器的累积毒性作用及供者选择使患者接受allo-HSCT治疗受到限制，即使接受allo-HSCT治疗，t-AML患者的预后仍差强人意。研究报道38例t-AML患者进行allo-HSCT治疗后，3年OS率和无病生存率为（15.4±5.8）%。本文两例患者均行同胞全相合allo-HSCT，分别随访6年、5个月，多次行骨穿复查供体细胞嵌合率均为100%，生存良好，但病例B患者随访时间较短，应加强定期监测。对t-AML而言，allo-HSCT是唯一的治愈手段，诱导化疗缓解后应尽快行allo-HSCT。

（祖璎玲　周　健）

29.自体造血干细胞移植治疗年轻高危急性髓系白血病获长期无病生存1例

病例简介

患者男性，33岁。2005年5月10日因"发热，乏力，皮肤瘀点半个月"入住当地市级医院。既往无血液病等特殊病史及毒物、放射性物质接触史，家族中无类似病史。查体：贫血貌，胸骨下段压痛，双下肢有散在出血点。余体征无异常。入院后查血常规：WBC 128×10⁹/L，Hb 115g/L，PLT 14×10⁹/L。骨髓象：骨髓有核细胞增生明显活跃，原始单核细胞96.8%。组织化学染色：神经元特异性烯醇化酶（NSE）（+），可被NaF抑制。诊断为急性髓系白血病（AML）–M5a。后在该院给予AA方案诱导化疗，具体：Acla 60mg/d×3d，Ara-C 200mg/d×7d。化疗结束3周后复查骨髓象：骨髓有核细胞增生减低，原始单核细胞22.2%，提示未获缓解。2005年6月12日转至我院诊治。

入住我院后复查血常规：WBC 2.3×10⁹/L，Hb 86g/L，PLT 72×10⁹/L；凝血功能无异常。染色体核型分析示：46，XY［8］。*FLT3-ITD*、*NPM*、*C-kit*基因突变检测均阴性。2005年6月16日始给予HAG方案化疗，具体：HHT 2mg/d×10d；Ara-C 25mg，每12h 1次×14d；G-CSF 300μg/d×14d。2005年7月6日复查骨髓象：有核细胞增生明显减低，原始及幼稚单核细胞2.5%。达CR，拟行allo-HSCT。患者起初行同胞间HLA配型未成功，之后在中华骨髓库初配及高分辨配型均获成功，拟行非亲缘allo-HSCT。在等待配型期间先后给予DA（DNR 60mg/d×3d，Ara-C 200mg/d×7d）、中剂量Ara-C（Ara-C 1.5g/m²，每12h 1次×3d）、HA（HHT 5mg/d×6d，Ara-C 200mg/d×6d）方案各巩固化疗1个疗程。后因捐献志愿者反悔，拟行auto-HSCT。

2005年11月28日复查骨髓象：骨髓有核细胞增生活跃，原始+幼稚单核细胞0%。2005年11月29日始给予中剂量Ara-C方案（Ara-C 1.5g/m²，每12h 1次×3d）巩固化疗1个疗程，化疗后第12日 WBC 降至最低点（0.3×10⁹/L）。当日给予 G-CSF 300μg，每日1次×6d。待 WBC 上升至4.9×10⁹/L（2005年12月20日）采集1次自体外周血造血干细胞（APBSC）。MNC 计数为1.3×10¹¹/L，其中 CD34+细胞0.1%，采集的终体积约185mL。相当于 MNC 3.87×10⁸/kg，CD34+ 0.39×10⁶/kg。采集 APBSC 后给予 EA（VP-16 100mg/d×3d，Ara-C 200mg/d×7d）、中剂量 Ara-C 方案（Ara-C 1.5g/m²，每12h 1次×3d）各化疗1个疗程。2006年4月2日返院，复查血常规：WBC 3.8×10⁹/L，Hb 110g/L，PLT 182×10⁹/L。骨髓象：骨髓有核细胞增生活跃，原始+幼稚单核细胞0%。2006年4月4日在局部麻醉下采集自体骨髓550mL，收集 MNC 数为0.51×10⁸/kg。采集骨髓后当日行 MAC 方案预处理，具体：Mel 288mg，第1天；Ara-C 3.0g/d，第1~2天；CTX 4.0g/d，第1~2天。2006年4月6日回输保存的自体骨髓。4月7日迅速解冻、回输保存的 APBSC。

移植期间患者在无菌层流病房接受严格的无菌护理。常规应用预防细菌、真菌、病毒感染及预防肝静脉闭塞病的药物。预处理期间积极给予水化、碱化、利尿、保肝、护胃、护心等支持疗法。Hb<80g/L 时输注辐照后去白细胞的红细胞悬液，PLT<20×10⁹/L 或有活动性出血时输注辐照后候机采血小板悬液。

+8d WBC 最低降至0.1×10⁹/L，持续3d开始回升。+25d 中性粒细胞数>0.5×10⁹/L。不输注血小板状态下，PLT>20×10⁹/L 时间为+42d。+11d ~ +25d 先后出现发热（体温38.8℃）、牙龈肿痛、口腔溃疡、尿痛等症状，经抗感染支持治疗后上述症状明显缓解。未发生严重移植相关并发症。

患者移植后至今定期复查血常规、骨髓象等，均提示处于持续完全缓解状态。目前已无病生存11年余。

诊疗策略分析

AML 是一组遗传学异常、治疗反应和预后均表现出异质性的疾病。依据危险度进行分层治疗是目前 AML 治疗中的重要理念。近十年国内外研究公认细胞和分子遗传学是最重要的独立预后因素和分层治疗依据。此外，年龄≥60岁、高白细胞（≥100×10⁹/L）、继发性 AML、髓外浸润等临床特点亦属预后不良因素。对于<60岁的遗传学预后中等组的 CR 后治疗，NCCN 及我国成人 AML（非 APL）诊疗指南均建议需根据个体情

况而定，可选择巩固化疗后行异基因或自体 HSCT，或单纯行多疗程的大剂量 Ara-C/标准剂量化疗。本例 AML-M5 患者为遗传学预后中等组，但存在初诊时 WBC>100×10^9/L 的预后不良因素，故属于高危 AML，加之系年轻患者，因此 CR 后首选配型相合供体的 allo-HSCT 治疗，以期通过移植物抗白血病效应争取达治愈。

然而 allo-HSCT 受到供者来源限制，只有少部分患者受益，而且并发症较多，移植相关死亡率较高。而 auto-HSCT 具有无供者来源限制、无 GVHD、造血和免疫功能恢复较快等优势，且对遗传学预后中等组患者的远期疗效优于单纯化疗，因此成为此类患者行 allo-HSCT 的一种有效替代手段。据国际血液与骨髓移植研究中心新近的一项研究报道，CR1 期间行 auto-HSCT 后的成人 AML 患者 5 年内无白血病生存率和 OS 率均与异基因移植类似，而治疗相关死亡率较之显著减低。故本例患者在同胞 HLA 配型及寻找非亲缘 HLA 相合供者失败后，首选巩固化疗后行 auto-HSCT。该患者移植后取得了较好疗效，目前已无病生存 11 年余。本例提示，对于此类无法行 allo-HSCT 的遗传学预后中等的年轻高危 AML 患者，采用巩固化疗联合 auto-HSCT 不失为一种较好的 CR 后治疗选择。

（杨景柯　朱兴虎）

30.鞘内注射供者淋巴细胞治疗造血干细胞移植后中枢神经系统淋巴组织增殖性疾病1例

病例简介

患儿女性，13岁，以"确诊再生障碍性贫血34月余"于2014年4月14日入住我院。2011年6月因出现干咳、乏力、发热，在当地县医院对症治疗，无明显改善。遂转至省级医院查血常规、骨穿和活检诊断为"再生障碍性贫血"，给予抗感染、雄激素和CsA胶囊（具体剂量不详）治疗好转后出院。2011年8月—2014年2月患儿分别在北京儿童医院、厦门大学第一附属医院、中国人民解放军第一五五中心医院检查均诊断为"再生障碍性贫血"，一直口服CsA胶囊和司坦唑醇片（具体剂量不详），辅以中药治疗，期间血小板最高升至80×10⁹/L。2014年3月患儿出现发热，后又出现四肢瘀斑，血常规示全血细胞减少，为进一步诊治入我院。查体：重度贫血貌，四肢可见散在瘀斑，球结膜可见出血点，睑结膜苍白，口唇苍白，口腔可见绿豆大小的血疱，余无异常。血常规：WBC $3.04×10^9$/L，Hb 36g/L，PLT $4×10^9$/L。骨髓象：骨髓增生极度减低，粒系38%，红系5%，成熟淋巴细胞55%，形态未见异常，巨核细胞未见。骨髓活检：造血面积低于10%。染色体正常核型。明确诊断为"重型再生障碍性贫血"。继续给予CsA胶囊100mg、每12h 1次，达那唑胶囊0.2g，每日3次，治疗1个月效果不佳。与胞弟HLA配型6/6相合，移植前检查CMV-DNA $1.03×10^3$拷贝/L，余无异常。供者捐献前体检无异常。2014年5月15日开始给予Flu+CTX+ATG预处理，2014年5月20日回输胞弟骨髓干细胞300mL，MNC $4.5×10^8$/kg，CD34+ $1.58×10^6$/kg，5月21日回输外周血干细胞163mL，MNC $15.2×10^8$/kg，CD34+ $5.68×10^6$/kg。给予CsA胶囊、MMF胶囊联合短程MTX预防GVHD。+13d造血重建。

+21d 血 CMV-DNA 3.71×10³拷贝/L，静脉滴注更昔洛韦抗巨细胞病毒治疗。+28d 和+61d 行骨穿查嵌合体为 100% 供者型。+63d 血 CMV-DNA 1.51×10⁴拷贝/L，EBV-DNA 7.41×10⁴拷贝/L，静脉滴注更昔洛韦 0.25g、每日 1 次联合膦甲酸钠 3.0g、第 12h 1 次抗病毒治疗。+66d 出现发热，体温最高 38.9℃，强力抗细菌治疗体温不能控制，C 反应蛋白（CRP）33.5mg/L，血小板较前下降。查体发现右颈部淋巴结肿大，质韧，活动度可，压痛明显。全身浅表淋巴结彩超提示：双侧颈部、双侧腋窝及双侧腹股沟发现直径大小 1~2cm 的淋巴结。+68d 行颈部淋巴结活检，免疫组化：CD3 残留+、CD5 残留+、CD20 少量+、PAX5 少量+、CD79a+、κ+、λ-、CD138+、CD38+、Ki-67 90%+，CD10-、Bcl-2 灶+、TdT-、CD21-、EBER+。符合移植后淋巴组织增殖性疾病（PTLD），免疫标记为单形性 PTLD（B 细胞淋巴瘤），停用免疫抑制剂，每周 3 次输注小剂量供者淋巴细胞 [T 淋巴细胞（1~3）×10⁶/kg]，共 5 次，输注丙种球蛋白 5.0g、每日 1 次，阿昔洛韦 0.25g、每 12h 1 次和膦甲酸钠 3.0g、每 12h 1 次抗病毒治疗。体温逐渐下降，波动在 37.5℃左右；血常规各项指标逐渐恢复；淋巴结逐渐缩小。+81d 复查彩超：颈部右侧淋巴结无变化，双侧腋窝、腹股沟及颈部左侧淋巴结消失。血 CMV-DNA 和 EBV-DNA 转阴，CRP 10mg/L，胸部 CT 正常，考虑体温 37.5℃可能和 GVHD 有关，加用 PDN 片 5mg、每日 1 次控制，出院口服阿昔洛韦片 0.4g、每日 3 次，CsA 胶囊 50mg、每 12h 1 次，PDN 片 5mg、每日 1 次治疗。+116d 出现抽搐，癫痫发作，无头痛、头晕、恶心、呕吐等症状，血常规示全血细胞减少，CRP 正常，体温正常。查体：颈软，病理征阴性。颅脑 MRI：脑内多发异常信号，松果体囊肿。血 CMV-DNA 2.09×10³拷贝/L，EBV-DNA 阴性。输注血小板后行腰穿检查，脑脊液常规：微浊，细胞数 30×10⁶/L，潘氏试验阴性。生化检查：LDH 17U/L，Cl⁻ 127.5 mmol/L，总蛋白 0.537g/L。细胞形态学：未见异常细胞。流式免疫分型：未见异常。墨汁染色：阴性。G 试验及 GM 试验：阴性。EBV-DNA 2.75×10³拷贝/L，CMV-DNA 阴性。诊断为"中枢神经系统 PTLD"。+120d 腰穿鞘内注射胞弟外周血单个核细胞（PBMNC）[T 淋巴细胞（2.5~5）×10⁵/kg] 和 DXM 注射液 2.5mg，过程顺利，无不良反应。后 2 次/周重复鞘内注射胞弟 PBMNC。+125d 脑脊液 EBV-DNA 转阴。+133d 复查头颅 MRI：原脑内多发异常信号基本消失。+138d 腰穿鞘内注射后出院。+165d 因低热再次入院，体温逐日升高，CRP 30mg/L，抗细菌治疗效果不佳，并出现食欲差、恶心、间断呕吐，进行性加重，血象逐渐下降，颅脑平扫和增强MRI无异常。+168d再次行腰穿检查，脑脊液EBV-DNA 5.49×103拷贝/L，CMV-DNA 阴性，提示中枢神经系统PTLD复发，再次鞘内注射胞弟PBMNC 2次/周，并静脉注射阿昔洛韦0.25g、每8h 1次抗病毒治疗，1周后恶心、呕吐症状消失，体温正常。鞘内注射5次后出院。随访至今患者血常规正常，生存良好。

诊疗策略分析

PTLD是HSCT和实体器官移植后的一种少见的致命性并发症。PTLD几乎可累及所有组织和器官，常见部位为淋巴造血系统和胃肠道。除造血器官外，常累及中枢神经系统（CNS）、肺和肾，累及CNS后预后极差，病情凶险，病程常以天计。但该患者病情进展并不快，这可能和患者的基础免疫状况与脑脊液的病毒负荷有关。CNS-PTLD仍以病理活检为诊断的金标准，但在临床实际工作中基本无法实现，绝大部分患者无法取到组织学病理标本。目前诊断多依赖临床症状和脑脊液EBV-DNA检测或IgH基因重排，结合MRI或PET-CT及既往病史诊断。该病例在系统性PTLD之后出现神经症状，果断进行腰穿检查，脑脊液中发现EBV-DNA，颅脑MRI出现改变，结合影像学和病史而诊断。病变早期不严重时，颅脑CT检测难以发现病灶，建议早期应用MRI或PET-CT检测。CNS-PTLD可以单独发病，也可以为系统性PTLD的一部分。患者在系统性PTLD控制后，全身无明确感染灶，CRP正常的情况下仍然低热，可能是CNS-PTLD造成，由于当时没认识到CNS-PTLD，用GVHD进行了解释，给予小剂量糖皮质激素治疗掩盖了体温，后疾病缓慢发展出现癫痫发作。

CNS-PTLD的临床症状以抽搐居多。患者两次出现CNS-PTLD，但两次的表现不同，首次以抽搐为主，第二次以恶心、呕吐为主要表现。患者两次CNS-PTLD时，外周血EBV-DNA均阴性，但脑脊液中检测到EBV-DNA。因此，外周血EBV-DNA阴性不能说明脑脊液EBV-DNA也阴性。目前，有关CNS-PTLD的国内外文献均为个案报道，缺乏大样本的分析。正是由于该种疾病非常罕见，所以尚缺乏既定的标准治疗方案。主要治疗方式有颅脑放疗、脑室化疗和鞘内注射利妥昔单抗。腰穿鞘内注射利妥昔单抗是一种相对简单有效的方法。虽然大多数PTLD来源于B细胞，与EBV感染有关，但仍有10%～15%的PTLD起源于EBV阴性的T淋巴细胞，对于这类CNS-PTLD，鞘内注射利妥昔单抗是无效的。供体淋巴细胞输注可以治疗系统性PTLD，如果鞘内注射安全的话，能够治疗CNS-PTLD。我们通过多次鞘内注射PBMNC，证实该操作安全，并且几乎没有毒副反应，明显优于鞘内注射利妥昔单抗。同时鞘内注射供者PBMNC对T细胞来源的PTLD同样有效。此外，利妥昔单抗价格昂贵，每次鞘内注射量30~50mg，即使使用规格为100mg/瓶，仍有部分浪费。由于鞘内注射供者PBMNC的操作安全，所以用于治疗移植后CNS白血病复发也会有效。

（祖璎玲　周　健）

31.骨髓增生异常综合征异基因造血干细胞移植后12年出现急性髓系白血病1例

病例简介

患者男性，46岁，因间断发热，热峰最高达42.0℃，伴畏寒、寒战、心慌、胸闷、气促、乏力，于1998年8月入院。初诊血常规：WBC 2.56×10⁹/L，Hb 80g/L，RBC 2.6×10¹²/L，PLT 70×10⁹/L。骨髓象：增生活跃，G/E=0.6：1，粒系增生减低，原始粒细胞15%，红系增生活跃。外周血：白细胞数减少，原始细胞未见。染色体：46，XY［10］。诊断为"骨髓增生异常综合征（MDS）-难治性贫血伴原始细胞增多（RAEB）"。标准剂量DA诱导化疗，第14天复查骨髓象：增生活跃，原始粒细胞2.5%。先后给予HA、AA、EA、DA、HA等方案序贯化疗共5个周期，后与其胞弟HLA配型全相合（胞弟A型-患者O型），1999年4月行异基因外周血造血干细胞移植，经典Bu/Cy方案预处理，CsA+短程MTX预防急性GVHD。+10d巨核系重建，+11d粒系重建。+38d骨髓象：增生活跃，G/E=4.5：1，原始粒细胞0.5%，早幼稚粒细胞未见。嵌合体78%，停用CsA。+66d复查骨髓象：增生活跃，G/E=5.3：1，原始粒细胞0.5%，早幼稚粒细胞0.5%，嵌合体95%。患者红系恢复不佳，血红蛋白波动于60~70g/L，考虑"供受者血型不合所致的纯红细胞再生障碍性贫血"。1999年9月给予血浆置换1次，血红蛋白恢复至106g/L。后定期复查骨髓象达CR，嵌合体＞95%。2011年11月查血常规：WBC 2.54×10⁹/L，Hb 119g/L，PLT 110×10⁹/L。骨髓象：增生活跃，G/E=2.55：1，原始粒细胞24.5%。流式免疫分型提示：幼稚细胞约65.0%、CD13 18%、CD33 92.0%、CD14 2%、HLA-DR 3.5%、CD117 18%，T细胞、B细胞抗原均阴性。染色体：46，XY［20］。融合基因$WT1/ABL$=0.09；$FLT3$-

ITD/TKD、*NPM*、*C-kit* 均阴性；嵌合体89%。诊断为"急性髓系白血病（AML）-M2"。2011年11月28日—2011年12月14日，给予单纯输注供体淋巴细胞［MNC（8.6~25.8）×10^7/kg，CD3（6~18）×10^7/kg］输注治疗共4次，患者原始粒细胞波动于9%~23.5%。嵌合体波动于77%~86%。2012年1月4日骨髓原始粒细胞再次上升至15.5%。我们采用HA、DA方案诱导化疗联合供体淋巴细胞输注治疗及IL-2 200万U/d×7d治疗，2个月后患者嵌合体升至96%。原始粒细胞下降至0.2%~0.5%，后续给予序贯输注供体淋巴细胞。具体治疗和疗效评估见表2。目前已停止治疗5年余，定期返院复查，多次骨髓象均提示CR，嵌合体均>95%。

诊疗策略分析

MDS常规治疗治愈率极低，病死率高，HSCT是目前唯一可能治愈MDS的方法。但移植后DFS为25%~70%，且复发后无论是传统化疗还是应用去甲基化药物治疗，患者的治疗反应率和长期生存率均较低。本例患者移植后12年再次罹患AML，对于其是MDS进展AML还是继发性白血病，目前尚不清楚。

对于allo-HSCT后出现AML，常用的治疗方法主要包括减停免疫抑制剂、DLI、细胞因子治疗、化疗及二次移植。近年来，随着靶向药物的应用和生物治疗等技术的普遍开展，靶向治疗、异基因细胞因子诱导的杀伤细胞（CIK）治疗、白血病疫苗也逐渐纳入allo-HSCT后复发的治疗方法，另外，经典的DLI也得到改进，衍生出剂量递增的DLI、选择性DLI、NK细胞输注等DLI方法。对此类患者，新的治疗策略使移植物抗肿瘤（GVT）效应最优化是最迫切需要的。本例MDS-RAEB患者，按标准剂量化疗6个周期，骨髓象CR时行allo-HSCT，移植过程顺利，后定期随访均处于CR，嵌合体＞95%。12年后骨髓象：增生活跃，原始粒细胞24.5%，诊断为"AML"，给予单纯供体淋巴细胞输注治疗3次，患者原始粒细胞下降不明显。嵌合体波动在77%~86%。2012年1月4日骨髓原始粒细胞再次上升至15.5%。我们采用AML标准方案诱导化疗联合供体淋巴细胞输注治疗及IL-2治疗，2个月后患者嵌合体升至96%。原始粒细胞下降至0.2%~0.5%，后续给予序贯输注供体淋巴细胞。2012年4月结束治疗。至今患者仍持续无疾病进展生存。回顾该患者的治疗，对于allo-HSCT后复发患者，其肿瘤负荷较大，单纯依靠DLI诱导

表2　具体治疗和疗效评估

时间	DLI	IL-2	化疗	GVHD	骨髓象	嵌合体
2011-11-28	MNC8.6×10⁷/kg CD3 6×10⁷/kg	—	—	—	增生减低，G/E=2.09:1，原始粒细胞23.5%，早幼稚粒细胞占0.5%	77%
2011-12-9	MNC17.2×10⁷/kg CD3 12×10⁷/kg	—	—	—	增生减低，G/E=1.34:1，原始粒细胞9.0%，早幼稚粒细胞1.5%	86%
2011-12-21	MNC17.2×10⁷/kg CD3 12×10⁷/kg	—	—	—	增生减低，G/E=1.20:1，原始粒细胞10%，早幼稚粒细胞1.5%	80%
2012-01-04	MNC25.8×10⁷/kg CD3 18×10⁷/kg	—	—	—	增生活跃，G/E=0.51:1，原始粒细胞15.5%	78%
2012-01-31	—	—	HA	—	增生明显活跃，G/E=0.7:1，原始粒细胞2.5%	96%
2012-02-29	MNC8.6×10⁷/kg CD3 6×10⁷/kg	—	HA	—	增生活跃，原始粒细胞0.5%	88%
2012-03-31	MNC48×10⁸/kg CD3 0.4×10⁸/kg	—	DA	—	未复查	未复查
2012-04-16	MNC96×10⁸/kg CD3 0.8×10⁸/kg	200万/d，共7d	—	皮疹	增生活跃，G/E=2.31:1，原始粒细胞0.5%	94%
2012-04-25	MNC48×10⁸/kg CD3 0.4×10⁸/kg	—	—	—	增生活跃，G/E=4.23:1，原始粒细胞0.5%	98%

GVL效应不能使骨髓象达CR，联合化疗诱导CR后，使肿瘤负荷降低，此时DLI联合IL-2诱导GVL，起到进一步清除残留病的作用。因此早发现，据疾病特点制订规范的个体化治疗方案，由单一的治疗模式转为联合治疗的多种治疗模式，有望进一步提高患者的治愈率和长期生存率。

（赵慧芳　张龑莉）

32.浆细胞病患者自体造血干细胞移植后合并骨髓出现幼稚淋巴细胞1例

病例简介

患者女性，28岁。2014年6月出现间断腰部疼痛，可忍受，与体位、运动无关，未在意。半个月后患者疼痛加剧，至当地医院就诊，胸部CT：双侧锁骨、肩胛骨、胸腰椎、椎体附件、胸骨、双侧肋骨多发骨质破坏，考虑为骨转移病变可能。行PET-CT示：颅骨、颈椎、胸椎、腰椎、骶骨、左侧第2和第9肋骨、右侧第5和第10肋骨、左侧肩胛骨、双侧髂骨及右侧耻骨多发穿凿样骨质破坏灶。葡萄糖代谢不同程度增高，考虑为多发性骨髓瘤。遂至我院血液科就诊，入院检查：WBC 4.2×10^9/L，RBC 4.4×10^{12}/L，Hb 128g/L，PLT 232g/L；TP 66.8g/L，ALB 48.1g/L，球蛋白（GLB）18.7g/L，LDH 143U/L，血尿素氮（BUN）4.90mmol/L，血肌酐（Cr）43μmol/L，Ca^{2+} 2.34mmol/L，$β_2$微球蛋白2.08mg/L，κ轻链2.63g/L，λ轻链0.90g/L，κ/λ=2.92，免疫球蛋白A（IgA）50mg/dL，免疫球蛋白G（IgG）888mg/dL，免疫球蛋白M（IgM）34mg/dL；血尿免疫固定电泳未见重链及轻链阳性；血清蛋白电泳未见M蛋白；甲状腺功能7项检查无异常。骨髓细胞检查报告（右侧髂骨）：①取材部分稀释，涂片、染色良好，骨髓有核细胞增生减低，G/E=3.40：1；②粒系42.50%，形态未见明显异常；③红系12.50%，形态未见明显异常，成熟红细胞呈轻度缗钱状排列；④淋巴细胞比例偏高，成熟淋巴细胞41.5%，未见原始淋巴细胞及幼稚淋巴细胞；⑤浆细胞比例及形态大致正常，成熟浆细胞0.5%，未见原始浆细胞及幼稚浆细胞；⑥全片巨核细胞未见，血小板散在成簇可见。后行左侧髂骨、胸骨多部位骨髓穿刺术，取材均稀释，均未见异常浆细胞。行CT引导下右侧髂骨骨质破坏处骨髓活检术，活检结果示浆细胞病。骨小梁间区浆样细胞弥漫性分布，胞体大小不一，可见双核，个别可见小核仁；正常造血组织粒红系增生低下，两系中晚阶段细胞散在；全片偶见巨核细胞。纤维组织广泛增生。免疫组化：CD3个别淋巴细胞+、CD5-、CD20个别淋巴细胞+、CD79a-、MPO-、CD34个别细胞+、CD10-、CD38+、TdT-，Gomori染色++++。入院诊断：浆细胞病。给予DT-PACE 2个疗程，每4周给予唑来膦酸钠静脉滴注，促进骨骼修复，减少骨事件发生，患者疼痛症状未见减轻，查ECT全身多发浓聚灶。后调整化疗方案，给予VTD 2个疗程，疼痛症状消失，骨髓细胞学检查提示骨髓增生活跃，未见异常浆细胞。后给予Hyper-CVAD A方案巩固化疗2个疗程，后给予VP-16动员化疗，采集外周血干细胞。经Mel+DXM方案预处理后于2015年5月18日回输MNC 9.74×10^8/kg，CD34+ 1.99×10^6/kg，干细胞输注后第10天造血重建，过程顺利。治疗结束后给予乌苯美司片10mg，每日3次，口服，胸腺法新1.6mg，每周2次，皮下注射，行维持治疗。2015年8月返院复查，骨髓象：骨髓有核细胞增生活跃，成熟浆细胞0.8%，未见原始浆细胞及幼稚浆细胞；成熟淋巴细胞45.2%，未见原始淋巴细胞及幼稚淋巴细胞。复查ECT：原发全身多发浓聚灶较前减淡。2015年11月返院复查，骨髓象：骨髓有核细胞增生活跃，成熟浆细胞0.2%，未见原始浆细胞及幼稚浆细胞；成熟淋巴细胞41.0%，原始淋巴细胞及幼稚淋巴细胞6%。为明确出现异常淋巴细胞原因，我们完善相关检查。流式细胞学检查结果回示：正常浆细胞表型，约占有核细胞的0.01%，表达CD38、CD138、CD19，弱表达CD45，部分表达cKappa、cLambda，cKappa/cLambda=1.62，不表达CD200、CD56、CD13、CD33、CD20、CD10、CD2、CD5、CD7、cTdT。结果提示：未见明显异常浆细胞及淋巴细胞。TCR基因重排检测报告提示检测范围内阴性。BCR基因重排检测报告提示检测范围内阴性。后多次骨穿结果回示原始、幼稚淋巴细胞分别占5.2%、2.0%、3.6%。建议患者定期返院复查。

诊疗策略分析

该患者为青年女性，以单纯骨质破坏为临床表现，骨质破坏处骨髓活检结果示浆细胞病。硼替佐米已经作为标准治疗手段在骨髓瘤中被广泛应用，其不仅作用于骨髓瘤细胞，同时影响骨髓微环境，通过降低IL-6的释放，抑制骨髓瘤细胞的增殖、抗药性及相关性骨病的进展。已有数个临床试验证实，硼替佐米与糖皮质激素为基础的化疗提高了浆细胞病预后，显著提高ORR、PFS率、OS率。但对于有高危因素患者，尤其是年轻患者，在无明显器官功能衰竭情况下，auto-HSCT联合大剂量化疗可作为首选治疗。auto-HSCT是浆细胞病达到CR的重要手段，可明显提高CR率，生存期延长5~13个月。大剂量化疗联合干细胞移植可极大减少患者体内的残留骨髓瘤细胞，再合并移植后免疫疗法治疗MRD，可明显延长患者生存时间，治疗有效率可达30%。

众所周知，临床上，在ALL患者特别是骨髓再生很旺盛的儿童患者中缓解后治疗期骨髓幼稚淋巴细胞出现一定比例（5%~15%）增高，并不提示疾病进展或复发，这部分正常前体B细胞增高是疾病刺激性或者骨髓再生的表现。关于浆细胞病自体移植后骨髓出现幼稚淋巴细胞报道极少。该患者骨髓出现一定比例的幼稚淋巴细胞意义很重要，需进一步采用流式细胞术和定量聚合酶链反应检测其克隆性。该患者流式细胞术检查结果：未见明显异常浆细胞及淋巴细胞。TCR及BCR基因重排检测，结果均未见异常，证明这部分增高的"幼稚淋巴细胞"为正常的B系细胞反应性增生。自体移植后，在免疫系统重建过程中，可出现一过性幼稚淋巴细胞增多，此为正常现象。因此，当auto-HSCT后患者骨髓象出现"幼稚淋巴细胞增多"时，必须结合临床情况及实验室检查综合判断，明确该群细胞性质，避免患者接受不必要的治疗和由此产生的毒副作用。当患者auto-HSCT后骨髓出现"幼稚淋巴细胞增多"时，我们建议进行以下处理：①排除其他原因引起的幼稚细胞增多。病毒感染可引起外周血和（或）骨髓异常的细胞质和量的改变，多为CD3+/CD8+的T淋巴细胞，可行免疫表型标记加以鉴别。同时，浓缩红细胞输注可促使骨髓幼稚细胞低比例增生，可能与输血的免疫抑制有关，临床应避免不必要的浓缩红细胞输注。②多部位穿刺。无论是骨髓瘤细胞还是白血病细胞均具有分布不均匀的特性，故一次穿刺结果不足以表明这一时期体内异常细胞情况。③2周后复查骨髓形态学。造血系统肿瘤发生学的成熟遏制学说认为，血液系统肿瘤是造血细胞某一克隆被阻滞在某一分化发育阶段并异常增殖的结果，正常细胞周期短，血液系统肿瘤周期长，在大剂量化疗后，正常骨髓细胞恢复较快，CR后出现"幼稚淋巴细胞"比例增高极可能是正常B系细胞反应性增生所致。④行骨髓细胞克隆性基因重排检测，明确所出现的"幼稚淋巴细胞"的克隆性。以上建议希望给临床医生特别是基层医疗单位医生提供参考。

（刘丽娜　房佰俊）

四、其他血液系统疾病及并发症的诊断和治疗

33.母细胞性浆细胞样树突状细胞肿瘤1例

病例简介

患者男性，17岁，2015年6月19日因"发现右上臂肿块2年"就诊于我院。患者2013年6月无明显诱因发现右上臂一肿块，约花生米大小，质中，无压痛，活动欠佳，当时无发热，无皮肤瘙痒等其他不适，未重视，后肿块自行消退。2014年2月再次出现右上臂肿块，且进行性增大，最大至50mm×50mm，给予头孢西丁治疗，肿块缩小至20mm×20mm，但出现胸背部皮肤多发结节样病灶，在当地医院给予右上臂肿块活检，送至北京大学基础医学院病理室会诊，病理（右上臂肿块）检查结果：表皮未见异常；真皮及皮下组织可见异常细胞密集增生浸润呈实性分布，细胞体积中等，胞浆少，核大、略不规则，染色质细颗粒状，核仁不明显，分裂象易见，部分胞浆内似有嗜酸性颗粒。免疫组化：Bcl-2＋80%，CD2－，CD3－，CD4＋，CD5－，CD8－，CD10－，CD20－，PAX5－，CD43＋，CD56＋，颗粒酶（GrB）－，穿孔素（perforin）－，Ki-67＋80%，TIA1－，TDT－，CD123＋，EBER－，MPO－，CD68少量＋，CD34－，CD117－。

入院诊断：母细胞性浆细胞样树突状细胞肿瘤（BPDCN），原发于皮肤。

查体：右上臂可见长约60mm的手术切口瘢痕，伤口愈合佳，右上臂手术切口处可见一肿块，约30mm×30mm，表面光滑，活动差，胸背部可见多发皮下结节，突出于皮面，局部无破损，色暗红（图9）；心肺正常，肝、脾肋下未及，双下肢无水肿。

辅助检查：血常规：WBC 6.0×10⁹/L，Hb 140g/L，PLT 202×10⁹/L，中性粒细胞59.4%，淋巴细胞34%；LDH 144U/L；肝肾功能、离子、凝血功能、乙型肝炎病毒（HBV）、人类免疫缺陷病毒（HIV）、丙型肝炎病毒（HCV）、EBV-DNA、骨穿、彩超及胸腹部CT检查均正常。

入院后处理：2015年4月始给予Hyper-CVAD/MA方案治疗。Hyper-CVAD：CTX 400mg，每12h 1次，第1~3天；VCR 2mg，第4天、第11天；THP 80mg，第4天；DXM 20mg，每日2次，第1~5天。MA：MTX 1.5g，第1天；Ara-C 2.0g，每12h 1次，第2~3天。1个周期后皮肤肿块完全消失，血常规、彩超、胸腹部CT检查均正常，显示CR。之后继续Hyper-CVAD/MA方案化疗2个周期，病情稳定。化疗期间同时给予6次鞘内注射药物治疗。2015年1月给予VP-16进行干细胞动员，具体：VP-16 600mg，第1~3天，适时G-CSF和GM-CSF联合动员，干细胞采集顺利，2016年1月18日给予BEAM方案预处理的auto-HSCT，具体：卡莫司汀（BCNU）563mg，第1天；VP-16 190mg，每12h 1次，第2~5天；Ara-C 380mg，每12h 1次，第2~5天；Mel 264mg，第6天。目前治疗结束随访13个月，病情稳定。

诊疗策略分析

BPDCN是一种罕见的造血系统恶性肿瘤，Adachi等于1994年首先报道，迄今为止，国内外文献报道约200例，多为个案报道。由于其独特的免疫表型CD4+、CD56+，细胞来源一直存在争议。CD56强阳性表达使得BPDCN起初被认为来源于NK细胞，被命名为母细胞性NK细胞淋巴瘤。但是，BPDCN并没有表达NK细胞的其他标记，如GrB-、perforin-、TIA1-、EBER-等，其表达辅助T细胞免疫标志CD4，无EB病毒感染。随着研究的进展，发现BPDCN与体内的浆细胞样树突状细胞均有CD123的强表达，免疫学和生物学行为均高度相似，确定其来源于浆细胞样树突状细胞，故在2008年命名为BPDCN。

BPDCN好发于老年人，以60~70岁多见，男女比例为3：1。其病因及发病机制尚不明确，目前认为与EB病毒无关。绝大多数患者临床最初均有皮肤改变，可表现为孤立性、局限性或多发性肿块、结节、斑块、红斑，皮损可呈挫伤样，也可形成溃疡，但不常见。早期可以表现为皮肤发红、无痛痒，继而全身出现多发性红斑，逐渐发展为皮肤结节，结节逐渐增大，迅速全身播散。也有少数患者无皮肤病变，除累及皮肤外，约半数患者可出现淋巴结肿大，60%~90%的患者可有骨髓或外周血受累，部分患者有肝脾大或有MDS表现。对于复发的患者则常常累及中枢神经系统。本例患者均以皮肤结节起病，全身多发结节。

该病的确诊依靠于病理，肿瘤细胞表达 CD123、CD56、CD4、CD45、CD45RO、HLA-DR、CD43，CD123 认为是其特异性标志，约半数病例瘤细胞表达 CD68，呈特殊的胞质颗粒状阳性，即高尔基体灶状着色，BDCA-2 和 BDCA-4 阳性，不表达主要的 T 细胞标记（CD3），B 细胞标记（CD19，CD20，CD79ct），髓系单核系标记（CD13，CD14、CD15、CD117、MPO 和溶菌酶）及 NK 细胞标记（CD16，CD57，TIA-1，perforin）。肿瘤细胞在形态上类似于淋巴母细胞和原始粒细胞肿瘤，所以只有在肿瘤没有淋系、髓系和 NK 细胞来源的证据时才能做出 BPDCN 的诊断。本例患者表达 CD123、CD4、CD56，不表达淋系、髓系及 NK 细胞特异性抗原，具有典型的免疫组化表现。

目前，BPDCN 的治疗方法主要有局部放疗、传统化疗、HSCT 及靶向治疗。局部放疗局部皮肤受累但一般状况差的患者，或晚期伴全身皮肤、骨髓及外周血受累的老年患者，但通常会快速复发。多数 BPDCN 患者给予全身化疗作为诱导治疗。关于化疗方案的选择，ALL/非霍奇金淋巴瘤类方案（如 CHOP、Hyper-CVAD/MA 等）的治疗效果明显优于急性非淋巴细胞白血病类方案（如 DA 方案），但无论选择何种化疗方案，患者均很快复发，并产生耐药，中位生存期仅为 8.7 个月。Hatano 等报道 1 例复发的 BPDCN 应用低剂量 VP-16 治疗后获得长期缓解。Khwaja 等用阿扎胞苷对 3 例 BPDCN 进行诱导治疗，局部给予放疗，1 例患者获得持续缓解。Gruson 等报道 7 例 BPDCN 患者（包括初治及复发患者）采用以 L-Asp 为基础的化疗方案（L-Asp/MTX/DXM）治疗，其总体反应率为 71%，OS 期为 6 ~ 34 个月。有研究报道靶向药物如 FLT3 抑制剂、SL-410、硼替佐米对 BPDCN 有一定的效果，有望成为 BPDCN 的新的挽救治疗措施，但目前均缺乏大样本的临床研究。本例患者采用 Hyper-CVAD/MA 交替方案治疗，取得完全缓解。

HSCT 是 BPDCN 巩固治疗的一种重要手段。Roos-Weil 等报道，来自欧洲血液及骨髓移植组的 34 例行 allo-HSCT 的 BPDCN 患者 3 年累计复发率、无病生存率和 OS 率分别为 32%、33% 和 41%。Unteregger 等报道，5 例 BPDCN 患者在达 CR 后行 allo-HSCT，目前 4 例仍在随访中，PFS 及 OS 期分别为 17、21 个月。另一项单中心研究对 19 例 BPDCN 患者进行分析，结果显示接受及未接受 allo-HSCT 移植的 BPDCN 患者 OS 期分别为

31、29个月，两组之间并无统计学差异。Jegalian等报道4例行auto-HSCT的BPDCN患者，3例复发，中位生存期为13个月。Suzeki等报道6例BPDCN患者接受大剂量化疗后行auto-HSCT，其中3例死于疾病进展，另3例生存期分别为11、22、37个月。大于50岁的BPDCN患者由于自身条件限制，可采用降低强度的allo-HSCT，即将供者的T细胞全部滤除后再回输患者体内来代替全身放疗。25例儿童BPDCN患者均采用高强化ALL样化疗方案，5年OS率达36%；其中3例进行HSCT，中位随访时间30个月，OS率为72%。说明儿童患者的预后优于成人，HSCT可以作为儿童患者复发的挽救治疗。本例患者无合适的供者，给予了auto-HSCT，现生存期34个月，疾病处于CR状态。故对于年轻患者，采取强化疗，然后给予allo-HSCT，可能对患者的长期生存有益。尤其allo-HSCT可延长BPDCN患者的PFS期及OS期，最好时机是第1次达CR后进行。

　　总之，BPDCN临床罕见，侵袭性高，易误诊、漏诊，复发率高，预后差，部分新药有可能会取得较好疗效，对早期的BPDCN患者化疗诱导缓解后行造血干细胞移植，可控制疾病进展及改善预后。

（董丽华　李玉富）

34.迟发型家族性噬血细胞性淋巴组织细胞增生症1例

病例简介

患儿女性，8岁，2015年10月17日无明显诱因出现发热，热峰39.5℃，热型不规则，自行口服退热药物后体温可降至正常，但易反复。2015年11月17日（1个月后）因再次发热，至当地医院就诊。血常规：WBC 1.9×10⁹/L，Hb 74g/L，PLT 68×10⁹/L，中性粒细胞0.1×10⁹/L，淋巴细胞3.48×10⁹/L。腹部CT：肝脾大，腹膜后多发肿大淋巴结。EBV-DNA 1.53×10⁴/L。骨髓细胞形态学：骨髓有核细胞增生明显活跃，粒系比值减低，淋巴细胞比值增高，淋巴瘤样细胞占19.2%，全片可见网状细胞及少量吞噬细胞。颈部淋巴结活检病理结果：淋巴结T区增生。荧光原位杂交：EBER散在少见。初步诊断"EB病毒相关噬血细胞综合征"。给予DXM 0.75mg，每日3次，口服，联合抗病毒治疗，体温得到控制，血常规改善，肝脾回缩。2016年1月7日（DXM治疗3个月后）患儿再次出现发热，热峰39.8℃，为进一步治疗来我院。入院查体：全身浅表淋巴结未触及肿大，腹膨隆，肝右肋缘下6.0cm，脾左肋缘下4.0cm。血常规：WBC 5.26×10⁹/L，Hb 98g/L，PLT 155×10⁹/L。血生化检查：ALT 393U/L，AST 253U/L，碱性磷酸酶（ALP）816U/L，TBIL 21.2μmol/L，直接胆红素（DBIL）14.2μmol/L；LDH 417U/L，铁蛋白731ng/mL，FIB2.86g/L，血脂未见异常。结合既往病史诊断为"噬血细胞综合征（HLH）"，即抽取外周血送检噬血细胞综合征突变基因。依据HLH-2004方案给予"VP-16+CsA+MP"治疗，同时给予抗病毒、保肝等治疗。治疗3周后患儿体温降至正常，肝、脾肋下未触及，各项常规、生化指标恢复正常，病情完全缓解。HLH相关基因检查回示：患儿 *PRF1* 基因存在第3外显子（*PRF1-Exon3*）*c.1349C>T* 错义突变（*p.Thr450Met*）（纯合突变）。进一步对患者父亲、母亲、胞姐、胞弟进行家族性基因筛查，结果显示：胞姐 *PRF1-Exon3* 错义突变（纯合突变），胞弟、父亲、母亲均为 *PRF1-Exon3* 上存在 *c.1349C>T*；*p.Thr450Met*（杂合突变）。遂修改诊断为"迟发型家族性噬血细胞综合征"。建议行 allo-HSCT，家属因经济原因拒绝。遂继续应用 HLH-2004 方案治疗。2016 年 3 月 1 日患儿再次出现发热，热峰 39.5℃。血常规：WBC $2.45×10^9$/L，Hb 70g/L，PLT $177×10^9$/L。血生化：ALT 96U/L，ALP 105U/L，TBIL 9.0μmol/L，DBIL 6.2μmol/L，LDH 362U/L，胆固醇 5.24mmol/L；FIB 3.68g/L；铁蛋白 428.32ng/mL；CRP 59.63mg/L。胸部 CT 示：双肺多发结节。2016 年 3 月 10 日患儿突然出现抽搐，表现为牙关紧闭、四肢抽搐、角弓反张。头颅 MRI 示：两侧额、颞及枕叶、背侧丘脑异常信号。结合患儿血象和临床症状，考虑原发病中枢系统侵犯可能性大，给予降颅压、利尿、腰穿+鞘内注射等治疗，未再抽搐。2016 年 3 月 14 日出现呼吸急促，SpO_2 65%~80%。胸部 CT 示：双肺弥漫磨玻璃密度斑片影，双肺多发大小不一、密度不一结节影，边界模糊。家属放弃治疗。

诊疗策略分析

HLH 是一组由活化的淋巴细胞和组织细胞过度增生但免疫无效、引起多器官高炎症反应的临床综合征，病死率高（国际组织细胞协会报道的 5 年 OS 率为 54%，国内报道的采用 HLH-94 或 2004 方案治疗的有效率在 31.7% ~ 56.1%）。HLH 分为原发性 HLH 和继发性 HLH 两种类型。原发性 HLH 主要包括家族性 HLH（FHLH）和具有 HLH 相关基因缺陷的免疫缺陷综合征。FHLH 90% 发生在 2 岁以下儿童，迟发型 FHLH 常常被误诊。目前已明确的原发性 HLH 致病基因有 8 个，分别为 *PRF1*、*Uncj3D*、*STXjj*、*STXBP2*、*RAB27A*、*LyST*、*SH2DIA*、*BIRC4*，前 4 种为 FHLH 的致病基因，后 4 种为原发性免疫缺陷病相关性 HLH 的致病基因。FHLH 与继发性 HLH 治疗方案及预后迥异，提高对迟发型 FHLH 的警惕，早期诊断、正确治疗可以改善预后。本例患儿初期被误诊为淋巴瘤相关 HLH，应用 DXM 单药治疗，致使病情反复。改用 HLH-2004 方案治疗，病情完全缓解。经基因测序明确诊断为迟发型 FHLH，但是由于经济拮据，家属不接受 allo-HSCT，错过最佳治疗时机，导致病情进一步恶化。

总之，虽然 FHLH 大多发生在婴幼儿，但是随着基因检测技术的广泛应用，迟发性病例特别是年长儿童和成人发病者比以前更为常见，目前文献报道的FHLH患者发病年龄最大为62岁，因此确诊HLH后建议常规进行HLH相关基因测序，以明确疾病分类，制订合理治疗方案，避免误诊误治。HLH-2004方案一般情况下可以缓解病情，但不能根治FHLH。目前allo-HSCT仍是根治FHLH的唯一有效方法，对于FHLH应在疾病缓解或好转时尽早进行allo-HSCT。对于确诊FHLH的患者，应做家系调查，对其同胞进行分子遗传学测定，及时发现亚临床患者，争取在发病前给予allo-HSCT。

（张文林）

35. 以发热、水疱、糜烂溃疡为特点的 Sweet 综合征合并血液系统疾病 1 例

病例简介

患者男性，26岁，因"发热伴乏力半个月，加重1周"于2014年9月就诊我院。半个月前，无明显诱因出现发热伴乏力，体温最高达38.5℃，无寒战，无咳嗽、咳痰，无腹痛、腹泻，无尿频、尿急、尿痛，就诊于当地医院。查血常规：WBC $1.0×10^9$/L，Hb 59g/L，PLT $96×10^9$/L，予以抗感染及输注血制品对症处理后未见好转。入院查体：体温38℃，重度贫血貌，全身皮肤黏膜无出血及黄染，全身浅表淋巴结未触及肿大，双肺呼吸音粗，左下肺可闻及散在湿啰音，心率95次/min，律齐，腹软，无压痛、反跳痛及腹肌紧张，肝、脾肋下未触及，双下肢无水肿。血常规：WBC $0.98×10^9$/L，Hb 65g/L，PLT $78×10^9$/L。生化检查：肝、肾功能无异常。骨髓象：增生活跃，G/E=0.38：1，粒系占21.2%，原始粒细胞占6.6%，核浆发育不平衡；红系增生极度活跃，占55.5%，以中晚幼红细胞为主，可见花型核及碳核红细胞，成熟红细胞轻度大小不一，巨核细胞可见，以颗粒型为主，血小板散在可见。免疫分型示：异常细胞占6.8%，表达 CD34、CD117、HLA-DR、CD33、CD13、CD7，不表达 CD19、CD15、CD11b、CD56；可见52.9%有核红细胞。Flare测PNH阴性。FISH测MDS示：20q-、5q-、7q-、+8均阴性。染色体示：46，XY，inv（5）（p13；q23）[10]。*BCR/ABL*，*AML1-ETO*，*JAK-2*，*MLL*融合基因均阴性。胸部CT示：双肺多发斑片状影。考虑：①AML-M6型；②肺部感染。遂静脉注射哌拉西林他唑巴坦联合伏立康唑片抗感染治疗，同时9月13日予以地西他滨联合CAG方案（地西他滨25mg，第1~5天；阿柔比星20mg，第1~4天；Ara-C 25mg，每12h 1次，第1~7天；G-CSF 300μg，皮下注射，第1~7天）。10月12日患者出现发热、寒战，体温最高至39℃，伴双下肢外侧钝痛，无咳嗽、咳痰。查体：中

度贫血貌，皮肤黏膜无出血及黄染，咽轻度充血，扁桃体Ⅱ度肿大，双肺呼吸音清，未闻及干、湿啰音，双下肢活动无受限，皮肤表面温度略高，左侧下肢外侧近膝关节处可见散在水疱，表面透亮，无压痛，与周边分界清晰，外周皮肤轻度充血。血常规：WBC 0.68×10⁹/L，Hb 76g/L，PLT 25×10⁹/L，降钙素原（PCT）1.6ng/mL，CRP 130mg/L，胸部及腹腔CT未见异常，考虑存在：①上呼吸道感染；②皮肤软组织感染。予以亚胺培南西司他丁钠联合去甲万古霉素、利奈唑胺及替加环素抗感染，同时局部予以涂抹阿昔洛韦、多粘菌素B软膏，2周后体温略降低，仍波动在38℃左右，且左侧水疱密集，水疱中央有脓点并呈进行性糜烂肿胀伴胀痛。查体：左侧下肢外侧近膝关节处可见密集性水疱，伴20cm×10cm水肿型红斑，水疱中央糜烂，边缘清，压痛明显。行抗核抗体谱、分泌物细菌、真菌培养均阴性；皮肤活检病理示：（右上肢）表皮增生，真皮乳头层见大量中性粒细胞及少量淋巴细胞浸润，此特征为弥漫或沿血管周围浸润，真皮乳头水肿，内皮细胞肿胀，周围小血管轻度扩张。考虑为Sweet综合征合并软组织感染。遂在利奈唑胺抗感染基础上同时予以MP 40mg/d治疗，治疗10d后患者发热症状明显好转，皮疹逐渐消退，改为口服PDN 20mg/d治疗2周，皮疹消退，PDN逐渐减量至停用（总疗程4周）。随后患者行非血缘HLA全相合allo-HSCT，病情平稳，未再出现皮疹。

诊疗策略分析

Sweet综合征（Sweet's Syndrome，SS）是临床上一种不常见的、复发性皮肤病，主要以发热、白细胞升高、疼痛性红色丘疹、结节和斑块样皮损为主要临床表现，经典皮疹特点是疼痛性、水肿性红斑，由于边缘水肿常伴假性水疱，组织病理表现为真皮水肿伴大量中性粒细胞浸润。经典的SS尚易诊断，偶有各种非典型皮疹或者以非皮疹表现为首发症状的情况较难诊断，同时25% SS患者合并肿瘤，其中与血液系统肿瘤相关者达85%。

目前公认的诊断标准包括主要标准和次要标准。主要标准：①典型皮损急性发作：突然发作疼痛性红斑结节，偶有水疱、脓疱或大疱；②组织病理：真皮中性粒细胞浸润，无白细胞碎裂性血管炎。次要标准：①发病前有非特异性呼吸道或胃肠道感染，或注射疫苗，或有相关疾病如炎症性疾病、肿瘤性疾病、或妊娠；②体温高于38℃；③实验室指标包括 ESR>20mm/h，WBC>8×10⁹/L，中性粒细胞>70%，CRP 阳性，满足其中3条以上；④糖皮质激素或碘化钾治疗效果佳。诊断必须满足2个主要标准和2个次要标准。

SS 病因不清，可能与感染、药物及肿瘤等因素有关，目前 SS 临床分为经典型（特发型）、药物诱导型和肿瘤相关型。药物诱导型除上述诊断标准外，存在用药史，且与临床表现存在时间相关性，停药后皮损迅速缓解。本病患者皮疹发生均与用药无明显相关性，可排除药物诱导型 SS。肿瘤相关型 SS 可以作为副肿瘤综合征出现于已患肿瘤的患者，或在皮肤表现后发现肿瘤；其也提示肿瘤复查。25%的 SS 患者合并肿瘤，其中85%为血液系统肿瘤，血液系统疾病中以 AML 最常见，其次为淋巴瘤、MDS、慢性粒细胞白血病。此例患者经骨髓细胞形态学、流式细胞学、分子生物学及细胞遗传学等综合评估存在血液系统相关疾病，且伴随疾病进展过程中。对照上述诊断标准，此患者符合主要诊断标准及次要诊断标准，确诊为 Sweet 综合征。

本病又称急性发热性嗜中性皮肤病，是以中性粒细胞浸润为特征的反应性皮肤病，治疗不及时可累及口腔、眼、黏膜及肺部等重要器官。典型皮疹为突然发作有触痛感的红紫色丘疹及结节，对称分布，好发于上肢、面部、颈部，皮损有透明水疱外观，触之为实质性"假性水疱"，数天至数周内皮损可增大，融合为不规则性、境界清楚斑块。曾有少量报道，包括发病前使用流感疫苗、有带状疱疹；有合并 CML 患者使用酪氨酸酶抑制剂；有明显腹痛病史患者以水疱、大疱为主要表现；老年患者合并血液系统疾病表现为手部难治性溃疡；MDS 患者四肢结节后发生溃疡性 SS 等以糜烂、肿胀、溃疡为主要表现患者较少。而如此例患者以早期水疱、大疱进展为糜烂、肿胀、溃疡为表现的 SS 的血液病患者则目前报道甚少。

血液系统疾病合并 SS 临床表现相对不典型且严重，可存在水疱、紫癜，除常见位置外，也可分布于下肢、躯干及后背。50%患者可存在皮肤外表现，如关节炎、关节痛，肺最常累及，口腔黏膜损害常见，同时已知存在血液系统疾病患者发现 SS 常预示预后不良。血液病合并 SS 存在下列情况：①副肿瘤综合征；②由维 A 酸、硼替佐米、甲磺酸伊马替尼及 G-CSF 等药物所致皮肤损害；③与皮肤白血病同时发生：幼稚细胞增加血管细胞黏附因子-1受体水平，使幼稚细胞更易迁移至真皮，当体内细胞因子水平升高或化疗时导致SS相关表现。此患者水疱样皮疹出现于地西他滨联合CAG方案化疗后粒细胞缺乏期，全身消耗如发热、贫血、消瘦等症状较重，ESR、CRP、PCT等显著增高，早期考虑诊断为"细菌性败血症，（左下肢）软组织感染"，予以抗革兰氏阴性菌及革兰氏阳性菌联合治疗及血象逐渐恢复后仍间断发热，皮疹处进行性糜烂且溃疡面增大，故一度考虑为重度免疫抑制下多重耐药菌、真菌、非结核分枝杆菌感染，自身免疫性疾病及白血病浸润等，最终行病理活检提示无白血病浸润、血管炎及真菌感染依据，以成熟粒细胞为主，无化脓及坏死性肉芽肿改变，反复病原学检查阴性，抗酸染色均阴性，予以激素联合沙利度胺治疗后溃烂面逐渐缩小、结痂，提示SS侵犯软组织。

血液病合并SS的治疗，一般在治疗原发病的基础上加用糖皮质激素，一般用药1周内症状可得到明显改善，PDN初始量为0.5~1.5mg/（kg·d），随后4~6周开始逐渐减量；对于病情严重者，也可应用MP冲击，初始量为40~80mg/d，病情好转后改为口服PDN，剂量为30~40mg/d，并逐渐减量，持续2~3个月。其他一线治疗药物还有碘化钾和秋水仙碱，如一线药物治疗失败，或在激素减量过程中复发，可选择CsA、氨苯砜等二线药物。

本病复发率较高，约有30%患者在皮疹治愈或自发缓解后出现复发，此患者病理活检明确病因并予以糖皮质激素治疗后皮疹逐渐改善，后期均予以小剂量PDN长时间维持从而降低复发率。总之，由于SS特异性水疱伴溃疡特殊临床表现，且在抗感染同时间段不规则应用激素，导致误认为抗感染有效，未意识皮疹特点且忽略激素治疗敏感，导致疾病进展且转为慢性病程。因此，临床工作中，对于长期发热伴疱疹溃疡性皮疹且对抗感染无效合并血液病的非典型皮疹应多从不同角度思考，从而早诊断，早治疗，提高患者生活质量。

（艾　昊　魏旭东）

36.重组人促血小板生成素联合小剂量利妥昔单抗治疗Evans综合征1例

病例简介

患者男性，42岁，2014年7月因"发热伴乏力2个月余"至外院诊治。血常规：WBC $8.53×10^9/L$，Hb 51g/L，PLT $25×10^9/L$；TBIL 59.2μmol/L，DBIL 15.8μmol/L，间接胆红素（IBIL）38.6μmol/L，LDH 1 169U/L。直接抗人球蛋白试验（Coombs试验）阳性，间接Coombs试验阴性。骨髓象：增生明显活跃，红系占79.2%，红系比例明显增高；全片可见巨核细胞115个，分类50个，其中颗粒型43个，产板型4个，裸核3个，血小板少见。诊断：①Evans综合征；②上呼吸道感染。给予DXM 10mg/d×10d，达那唑片0.1g、每日3次，效果差。

2014年8月1日来我院。患者既往患慢性乙型病毒性肝炎12年；患2型糖尿病半月余，给予短效联合长效胰岛素治疗中；家族史无特殊。体格检查：动脉血氧饱和度（SaO_2）92%，体温37.8℃，重度贫血貌，全身皮肤黏膜及巩膜重度黄染，双肺呼吸音略粗，肺底可闻及湿啰音，心率108次/min，律齐，腹软，无压痛、反跳痛及腹肌紧张，肝脏肋下可触及（距右肋缘3cm），脾肋下未触及，双下肢无水肿。实验室检查：WBC $18.45×10^9/L$，Hb 42g/L，PLT $10×10^9/L$，Ret $435.6×10^9/L$；TBIL 69.2μmol/l，DBIL 16.1μmol/L，IBIL 53.1μmol/L，LDH 1 369U/L，ALT 15U/L，AST 24U/L；直接、间接Coombs试验阳性；Flare检测PNH克隆阴性；抗血小板抗体IgG（PA-IgG）、IgM均正常；叶酸偏低，维生素B_{12}与铁蛋白均正常；抗核抗体、抗心磷脂抗体、狼疮抗凝物，可提取核抗原（ENA）抗体谱均为阴性；血清游离三碘甲腺原氨酸（FT3）1.89pmol/L，血清游离甲状腺素（FT4）14.45pmol/L，促甲状腺素（TSH）0.48mIU/L，甲状腺球蛋白0.267μg/L，抗甲状腺球蛋白130.4IU/mL，抗甲状腺过氧化物酶抗体51.73IU/mL；尿常规示潜血（++），胆红素（+）；

乙型肝炎病毒DNA定量阴性；EB病毒、巨细胞病毒均为阴性。骨髓象：增生极度活跃，红系占82.4%，G/E=0.16∶1，增生极度活跃，以中、晚幼红细胞为主；全片可见巨核细胞约400个，分类25个，其中幼稚型1个，颗粒型24个，血小板散在可见。染色体：46，XY［20］。胸部CT示：右肺下叶散在斑片状影。

临床诊断：①Evans综合征；②上呼吸道感染；③慢性乙型病毒性肝炎；④2型糖尿病。给予DXM 20mg/d×6d、丙种球蛋白17.5g/d×7d静脉滴注，同时口服达那唑片0.1g、每日3次，叶酸片5mg、每日3次，左甲状腺素钠片50μg/d，恩替卡韦0.5mg/d及抗感染等对症支持治疗，并据需要输注血制品，期间溶血未得到明显控制，且血小板进行性下降。2014年8月8日患者出现高热伴咳嗽、胸闷，查体：SaO$_2$ 88%，中度贫血貌，双肺可闻及散在哮鸣音，肺底可闻及散在湿啰音。胸部CT：双肺中叶可见散在斑片状影。实验室检查：WBC 6.77×10^9/L，Hb 60g/L，PLT 9×10^9/L；TBIL 55.2μmol/L，DBIL 10.1μmol/L，IBIL 41.5μmol/L，LDH 1 000U/L，ALT 10U/L，AST 20U/L。考虑存在肺部炎症，停用DXM，给予抗细菌联合抗真菌治疗，同时告知家属下一步治疗方案，患者拒绝行免疫抑制剂及脾脏切除术治疗，遂加用促血小板生成素（TPO，特比澳）15 000U/d，皮下注射。2014年8月15日（TPO治疗第8天）实验室检查：WBC 7.11×10^9/L，Hb 62g/L，PLT 21×10^9/L；TBIL 50.8μmol/L，DBIL 14.1μmol/L，IBIL 31μmol/L，LDH 900U/L，ALT 15U/L，AST 20U/L。患者输注血小板频次明显减少，且肺部感染症状较前减轻，联合予以利妥昔单抗200mg/次，静脉滴注，每周1次，共5次，其后逐渐脱离输注机制血小板，但仍需间断输注洗涤红细胞。2014年8月22日（TPO治疗第14天）实验室检查：WBC 5.58×10^9/L，Hb 76g/L，PLT 45×10^9/L；TBIL 35.2μmol/l，DBIL 9.1μmol/l，IBIL 20μmol/l，LDH 750 U/L，ALT 8U/L，AST 25U/L。脱离输注洗涤红细胞，血红蛋白及血小板数逐渐升高，TBIL、DBIL、IBIL、LDH进行性下降（图10）。2014年8月29日实验室检查：WBC 4.97×10^9/L，Hb 83g/L，PLT 68×10^9/L；溶血现象消失（直接、间接Coombs试验阴性）。2014年9月20日：WBC 5.33×10^9/L，Hb 99g/L，PLT 106×10^9/L；TBIL 6.3μmol/L，DBIL 5.0μmol/L，IBIL 3.6μmol/L，LDH 165U/L，ALT 15U/L，AST 10U/L。2014年10月19日：WBC 4.48×10^9/L，Hb 148g/L，PLT 228×10^9/L。目前患者病情稳定。

诊疗策略分析

Evans综合征症状重，死亡率高，治疗以尽快控制溶血及提升血小板为目标，临床以先后或同时发生原发免疫性血小板减少症（ITP）和自身免疫性溶血性贫血（AIHA）为主要表现，发病原因不明，可能与B淋巴细胞产生自身抗体介导血小板及红细胞过度破坏及无效生成有关。

目前，一线治疗首选单药糖皮质激素或联合丙种球蛋白，无效或复发患者选用二线治疗（免疫抑制剂CsA、霉酚酸酯、VCR、达那唑及脾切除术），从而中和抗红细胞抗体，减少血细胞破坏，促进骨髓造血。然而糖皮质激素、免疫抑制剂和脾脏切除术在应用中均存在不良反应，且存在减量、停药、急性感染及术后复发率高的难题。研究显示，糖皮质激素治疗AIHA和Evans综合征缓解后再次复发率高达80%，且与抗体类型、效价、感染频次及治疗方案有关，加用免疫抑制剂后可提高治愈率，但仍有40%左右的患者无效或复发。因此，对传统治疗方案不耐受及疗效差的患者缺乏明确方案。如何围绕发病机制选择一种副作用小且患者可耐受的有效方案则至关重要。国外报道，单用利妥昔单抗及促血小板生成素对难治性ITP、AIHA及Evans综合征安全有效。

利妥昔单抗为抗CD20单克隆抗体，与B淋巴细胞表面CD20结合，通过补体介导细胞毒作用，抑制B细胞增殖，促使凋亡；并与单核、巨噬细胞表达的Fcγ受体效应细胞结合，减少效应细胞所致的红细胞破坏。多项研究从不同角度证实利妥昔单抗在ITP及Evans综合征治疗中安全有效。Bader-Meunier等报道利用利妥昔单抗治疗17例Evans综合征患儿，其中64.7%患儿获得持续性缓解，且未见明显副作用。Kashif等也证实利妥昔单抗在常规治疗无效或复发难治Evans综合征治疗中取得了良好的疗效。同时，脾脏切除术作为常规治疗复发难治Evans综合征二线治疗的首选方案，随着利妥昔单抗的应用而逐渐减少。但仍有部分患者存在因利妥昔单抗治疗反应率慢及持续缓解期短而再次复发。

Evans综合征中ITP的发生与血小板破坏过多及无效生成相关。无论是一线、免疫抑制剂、脾脏切除术还是利妥昔单抗均通过降低血小板破坏达到疗效；而血小板生成素受体激动剂则是通过刺激血小板生成达到疗效，TPO与血小板表面特异性受体Mpl结合，促进巨核系祖细胞增殖、分化及成熟。目前，TPO生物制剂及受体激动剂已广泛应用于临床，并在免疫相关性血小板减少及GVHD、骨髓纤维化、肝脏疾病、急性及慢性白血病、Evans综合征所致血小板减少治疗中取得疗效。同时，TPO受体激动剂已由第一代的重组人巨核细胞生长和发育因子（PEG-rhMGDF）和重组人血小板生成素（rhTPO）发展到第2代罗米司亭（Romiplostim）和伊屈泼帕（Eltrombopag）并在成人难治性ITP的Ⅲ期临床试验中证实其有效性及安全性。2011年美国血液协会（ASH）ITP指南中已将促血小板生成素受体激动剂（TRA）用于成人难治性ITP的二线治疗，但关于应用TPO治疗难治性Evans综合征的疗效及安全性的报道并不多见。J A Gonzalez-Nieto等应用Romiplostin成功治疗一例对常规及利妥昔单抗方案治疗无效的难治性Evans综合征；Ruiz-Arguelles等应用Romiplostim、Eltrombopag联合糖皮质激素成功治疗一例对常规及利妥昔单抗方案治疗无效的难治性Evans综合征。

本例患者发病初期即出现较为严重的AIHA及血小板进行性减少，予以糖皮质激素联合丙种球蛋白治疗10余天后溶血及血小板减少无明显改善，随后予以重组人血小板生成素联合小剂量利妥昔单抗方案后，血小板减少及溶血现象得到逐步改善，血象逐渐恢复。尽管TPO及利妥昔单抗在患者常规治疗无效后起到重要作用，但仍不能否定前期治疗在整体治疗中的作用。通过对该患者诊治过程的动态观察，也可以看出通过减低破坏及促进生成药物联合、综合治疗对Evans综合征至关重要，同时也应关注治疗副作用及鉴别是否存在自身免疫性疾病。

（尹青松　魏旭东）

37. 小剂量地西他滨皮下注射治疗老年骨髓增生异常综合征-难治性贫血伴原始细胞增多-Ⅰ 1 例

病例简介

患者男性，70 岁，2012 年于受凉后出现发热，体温波动于 38 ~ 39℃，伴咳嗽咳黄痰、流涕、胸闷、心慌、乏力，不伴头晕、头痛，于 2014 年 6 月 28 日至商丘市第四人民医院就诊，血常规：WBC 1.66×10^9/L，RBC 3.8×10^{12}/L，Hb 98g/L，PLT 33×10^9/L，中性粒细胞比例 62.4%，淋巴细胞比例 35.6%，中性粒细胞绝对值 0.2×10^9/L。骨髓象（2014 年 7 月 1 日，商丘市第四人民医院）：骨髓有核细胞增生偏低，粒系 42.5%，粒以下各阶段均见以中性杆状核分叶核为主，少量胞浆可见空泡，嗜酸性粒细胞可见形态正常；红系 30%，早幼红细胞以下可见，以晚幼红细胞为主，部分中晚幼红细胞可见巨幼样变，成熟红细胞体积稍偏大；巨核细胞可见，血小板偏少；淋巴细胞 20%，形态正常；单核细胞 7.5%，形态正常。骨髓象（2014 年 7 月 5 日，河南省肿瘤医院）示：骨髓有核细胞增生明显减低，粒系 49.5%，原始粒细胞 2%，其他阶段粒细胞胞浆颗粒增多、增粗，嗜酸性粒细胞比例增高；红系增生活跃，形态未见明显异常。CT：①两侧慢性阻塞性肺疾病合并感染；②右肾中极区类圆形低密度影，建议超声复查。彩超：肝内光点稍增粗；右肾囊肿。诊断为"骨髓增生异常综合征（MDS）-难治性贫血并多系发育异常（RCMD）"，给予沙利度胺、抗感染及对症支持治疗。后定期复查血常规，WBC 波动于（2~4）$\times10^9$/L，RBC 波动于（2.8~3.75）$\times10^{12}$/L，Hb 波动于（104~134）g/L，PLT 波动于（37~95）$\times10^9$/L。2016 年 5 月 11 日血常规：WBC 1.71×10^9/L，RBC 2.42×10^{12}/L，Hb 91g/L，PLT 27×10^9/L。

患者于 2016 年 5 月 16 日来我院，入院后血常规：WBC 1.64×10^9/L，

RBC $2.50×10^{12}$/L，Hb 93g/L，PLT $26×10^9$/L；中性粒细胞绝对值$0.54×10^9$/L；淋巴细胞绝对值$0.71×10^9$/L。Coombs试验示：直接抗人球蛋白试验阴性；间接抗人球蛋白试验阴性。胸骨骨髓象：骨髓有核细胞增生明显减低，原始粒细胞5%，其他阶段中性粒细胞胞浆颗粒增粗，嗜酸粒细胞比例明显增高；红系16.5%，形态未见明显异常，成熟红细胞体积偏大；淋巴细胞、单核细胞、浆细胞比例和形态大致正常；巨核细胞偶见，血小板散在少见。髂后骨髓象：骨髓有核细胞增生尚活跃，原始粒细胞8.8%，其他阶段粒细胞比例减低，形态未见明显异常，嗜酸性粒细胞比例增高；红系54%，形态未见明显异常，成熟红细胞轻度大小不一；淋巴细胞比例、形态大致正常；巨核细胞少见，血小板散在少见。流式细胞免疫分型：异常髓系原始细胞7.78%，表达CD34、CD117、HLA-DR、CD13、CD33，弱表达CD38、CD56，不表达CD14、CD16、CD11b、CD19、CD10、CD20、CD15、CD3、CD7、CD2、CD36、cCD79a、CD71、GlyA、cMPO、cCD3。骨髓活检：骨髓增生大致正常（40%），G/E减小，髓系幼稚细胞略增多，粒系各阶段细胞可见，以中幼及以下阶段细胞为主，红系各阶段细胞可见，以中晚幼红细胞为主，巨核细胞不少，以分叶核为主，网状纤维染色（MF-0级）。骨髓增生大致正常，红系比例增高伴髓系幼稚红细胞略增多，建议排除MDS。小巨核细胞酶标染色示：全片巨核68个，正常巨核细胞18个，双巨核细胞1个，大单元核小巨核细胞2个，单元核小巨核细胞40个，双元核小巨核细胞1个，多元核小巨核细胞6个。PNH克隆示：红细胞PNH克隆0.05%，粒细胞PNH克隆0.02%。PAIg检测示：PA-IgG 70.8%，PA-IgM 16.8%。白血病和MDS 58个相关基因突变提示阴性。染色体：46，XY [20]。诊断：MDS-难治性贫血伴原始细胞增多（RAEB）-Ⅰ。IPSS评分1分，中危-Ⅰ；IPSS-R 5.5分，高危组；WPSS评分2分，中危组。

遂于2016年5月25日给予地西他滨10mg，每周2次，皮下注射，共9次，治疗期间血小板逐渐回升。2016年6月17日血常规：WBC $2.16×10^9$/L，中性粒细胞绝对值$0.65×10^9$/L，RBC $2.76×10^{12}$/L，Hb 100g/L，PLT $107×10^9$/L。2016年6月21日血常规：WBC $2.75×10^9$/L，中性粒细胞绝对值$1.33×10^9$/L，RBC $2.64×10^{12}$/L，Hb 97g/L，PLT $118×10^9$/L。2016年6月23日骨髓象：骨髓有核细胞增生活跃，原始粒细胞1.6%，红系增生明显活跃，可见轻度巨幼样变，偶见双核、花型核红细胞；提示原始细胞较前减少。血小板相关免疫球蛋白测定示：PA-IgG 0.33%；PA-IgM 0.01%。治疗期间患者因不洁饮食出现肠道感染，遂暂停应用地西他滨并积极给予抗感染及对症支持治疗，感染控制后，继续给予地西他滨 10mg，皮下注射，每周2次。2016年7月20日—2016年8月16日，白细胞波动于（3.37~4.22）×10⁹/L，血红蛋白波动于110~122g/L，血小板波动于（106~187）×10⁹/L。

2016年8月18日骨髓象：骨髓有核细胞增生明显减低，粒系 40.50%，红粒系28.50%；成熟红细胞大小不一致。于2016年8月23日起给予地西他滨10mg，皮下注射，每周1次。院外定期复查血常规，血象均基本正常。

2016年10月26日再次入院，入院后血常规：WBC 2.07×10⁹/L，Hb 105.00g/L，PLT 83.00×10⁹/L，中性粒细胞绝对值0.60×10⁹/L。骨髓象：骨髓有核细胞增生活跃，原始粒细胞10.6%，较前升高，再次给予地西他滨 10mg，皮下注射，每周2次。院外复查血常规：WBC（2.54~3.26）×10⁹/L，RBC（2.68~2.80）×10¹²/L，Hb 100~102g/L，PLT（110~180）×10⁹/L。

2016年12月15日再次入院，入院后血常规：WBC 2.47×10⁹/L，RBC 2.64×10¹²/L，Hb 97.00g/L，PLT 130.00×10⁹/L，中性粒细胞绝对值 1.01×10⁹/L。骨髓象：骨髓有核细胞增生活跃，原始粒细胞1.0%，原始细胞再次降低。

诊疗策略分析

对于一个IPSS-R评分为高危组的年龄偏大MDS患者，在不能进行移植的情况下如何进行治疗选择？NCCN指南指出选择阿扎胞苷、地西他滨或临床试验。关于中国MDS患者采用地西他滨20mg/m²×5d方案发生骨髓抑制的程度，杜欣报道的为3度以上中性粒细胞减少为95.8%，3度以上血红蛋白降低为91.7%，3度以上血小板降低为87.5%；吴东等报道的3度以上中性粒细胞减少为74.7%。关于美国MDS患者采用地西他滨20mg/m²×5d方案发生骨髓抑制的程度，ADOPT研究的结果显示，3度以上中性粒细胞减少比例为31%，3度以上血红蛋白降低比例为12%，3度以上血小板降低比例为18%。关于韩国MDS患者采用地西他滨20mg/m²×5d方案发生骨髓抑制的程度，研究显示，3度以上中性粒细胞减少比例为80.2%，3度以上血红蛋白降低比例为31.5%，3度以上血小板降低比例为53%。因此，亚裔MDS患者比西方国家MDS患者应用地西他滨20mg/m²×5d方案发生骨髓抑制程度严重。种族之间发生骨髓抑制有区别的原因在于基因的单核苷酸多态性与疗效和安全性相关，以及基因的单核苷酸多态性在种族间存在差异。

如何选择既有效又安全的地西他滨方案，是每一位临床大夫值得思考的问题。2015年Y Saunthararajah等报道，对25例MDS患者在诱导期通常给予地西他滨0.2mg/(kg·d)，每周2~3次；维持期一半患者给予地西他滨0.2mg/(kg·d)，每周1次；一小半患者给予0.1mg/(kg·d)，每周3次治疗。我们借鉴Y Saunthararajah教授的方案对该患者采用诱导期（2016年5月25日—2016年8月23日）地西他滨10mg、每周2次的方案治疗，治疗后患者血象逐渐恢复，并且骨髓原始细胞下降明显。期间未出现明显的骨髓抑制现象，除不洁饮食合并肠道感染外，患者未出现其他部位的感染，未给予成分血输注等治疗，耐受性良好。在疾病的维持期（2016年8月23日—2016年10月25日）给予患者地西他滨10mg、每周1次治疗，在血象基本正常的情况下，患者原始细胞比例有所上升，后于2016年10月25日再次给予地西他滨10mg、每周2次治疗。2016年12月25日再次返院复查原始粒细胞占1.0%，原始细胞再次降低，目前一般情况可，生活质量佳，未见不耐受现象。

对于低剂量地西他滨皮下注射治疗老年MDS的安全性和有效性，我们已经启动了多中心、单臂、开放、前瞻性临床试验，还望入组更多病例，进一步随访观察其疗效及安全性。

（米瑞华　魏旭东）

缩略词表

缩略词	中文名称
6-MP	巯嘌呤
Acla	阿克拉霉素
AD allo-HSCT	替代供者异基因造血干细胞移植
aGVHD	急性移植物抗宿主病
AIHA	自身免疫性溶血性贫血
ALB	白蛋白
ALCL	间变性大细胞淋巴瘤
ALIP	不成熟前体细胞异常定位
ALL	急性淋巴细胞白血病
allo-HSCT	异基因造血干细胞移植
ALP	碱性磷酸酶
ALT	丙氨酸转氨酶
AML	急性髓系白血病
ANA	抗核抗体
APBSC	自体外周血造血干细胞
APL	急性早幼稚粒细胞白血病
APTT	活化部分凝血活酶时间
Ara-C	阿糖胞苷
AST	天冬氨酸转氨酶
ATG	抗人胸腺细胞免疫球蛋白
ATRA	全反式维A酸
auto-HSCT	自体造血干细胞移植
B-ALL	B细胞型ALL
b-FGF	碱性成纤维细胞生长因子
bid	每日2次
BLM	博来霉素
BTK	布鲁顿酪氨酸激酶
Bu	白消安

缩略词	中文名称
BUN	血尿素氮
CAR-T	嵌合抗原受体T（细胞）
CCyR	完全细胞遗传学反应
cGVHD	慢性移植物抗宿主病
CIK	细胞因子诱导的杀伤细胞
CLL	慢性淋巴细胞白血病
CLPD-NK	NK细胞慢性淋巴增殖性疾病
CML	慢性髓系白血病
CMV	巨细胞病毒
CNS	中枢神经系统
CR	完全缓解
CRi	骨髓缓解
CRP	C反应蛋白
CRS	细胞因子释放综合征
CsA	环孢素
CTL	细胞毒性T细胞
CTX	环磷酰胺
DBIL	直接胆红素
DDP	顺铂
DLBCL	弥漫大B细胞淋巴瘤
DLI	供体淋巴细胞输注
DNR	柔红霉素
DTIC	达卡巴嗪
DXM	地塞米松
EBER	EB病毒编码的RNA
EBV	EB病毒
ECT	发射型计算机断层扫描
EFS	无事件生存
EGIL	国际白血病免疫分型欧洲协作组
ENA	可提取核抗原
ESR	红细胞沉降率
FasL	凋亡相关因子配体
FDA	食品药品监督管理局
FIB	纤维蛋白原
FISH	荧光原位杂交

缩略词	中文名称
FLT3	酪氨酸激酶3
Flu	氟达拉滨
FT3	血清游离三碘甲腺原氨酸
FT4	血清游离甲状腺素
G/E	粒细胞/红细胞
G-CSF	粒细胞集落刺激因子
GLB	球蛋白
GM	血清半乳甘露聚糖
GM-CSF	粒细胞-巨噬细胞集落刺激因子
GrB	颗粒酶
GS	粒细胞肉瘤
GVHD	移植物抗宿主病
GVL	移植物抗白血病
GVT	移植物抗肿瘤
Hb	血红蛋白
HbF	胎儿血红蛋白
HBV	乙型肝炎病毒
HCV	丙型肝炎病毒
HDACi	组蛋白去乙酰化酶抑制剂
HD-Ara-C	大剂量阿糖胞苷
HD-MTX	大剂量甲氨蝶呤
HHT	高三尖杉酯碱
HIV	人类免疫缺陷病毒
HLH	噬血细胞综合征
HSCT	造血干细胞移植
HSFD	肝脾念珠菌病
HVLL	种痘样水疱病样皮肤T淋巴细胞淋巴瘤
IBIL	间接胆红素
IDA	去甲氧柔红霉素
ID-Ara-C	中剂量阿糖胞苷
IFD	侵袭性真菌病
IFI	侵袭性真菌感染
IFN	干扰素

缩略词	中文名称
IFO	异环磷酰胺
IFRT	受累野放疗
IgA	免疫球蛋白 A
IgG	免疫球蛋白 G
IgM	免疫球蛋白 M
IL-2	白介素-2
Ile	异亮氨酸
IM	伊马替尼
IMRT	调强放射治疗
IPI	国际预后指数
IST	免疫抑制疗法
ITP	免疫性血小板减少症
IWC	国际工作组标准
JMML	幼年型粒单核细胞白血病
L-Asp	左旋门冬酰胺酶
LDH	乳酸脱氢酶
LGL	大颗粒淋巴细胞
MCL	套细胞淋巴瘤
MD-Ara-C	中剂量阿糖胞苷
MDS	骨髓增生异常综合征
Me-CCNU	司莫司汀
Mito	米托蒽醌
MMF	吗替麦考酚酯
MNC	单个核细胞
MP	甲泼尼龙
MPAL	急性混合细胞白血病
MPC	多原发癌
MRD	微小残留病
MSD	同胞相合供体
MSD allo-HSCT	同胞供者异基因造血干细胞移植
MTX	甲氨蝶呤
NCCN	美国国家癌症综合网
NCI	美国国家癌症研究所

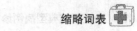
缩略词	中文名称
NHL	非霍奇金淋巴瘤
NR	无效
NSE	神经元特异性烯醇化酶
ORR	客观缓解率
OS	总生存
PB-DLBCL	原发乳腺弥漫大B细胞淋巴瘤
PBL	浆母细胞瘤
PBL	原发乳腺淋巴瘤
PBMNC	外周血单个核细胞
PD	疾病进展
PDN	泼尼松
PEG-Asp	培门冬酶
PET-CT	正电子发射计算机体层显像
PFS	无进展生存
PICC	经外周静脉置入中心静脉导管
PLT	血小板
PMBCL	原发纵隔弥漫大B细胞淋巴瘤
POX	过氧化物酶
PR	部分缓解
PRCA	纯红细胞再生障碍性贫血
PT	凝血酶原时间
PTLD	移植后淋巴组织增殖性疾病
qd	每日1次
RAEB	难治性贫血伴原始细胞增多
RAEB-t	难治性贫血伴原始细胞增多转化
RBC	红细胞
RCMD	难治性贫血并多系发育异常
Ret	网织红细胞
RTK	受体酪氨酸激酶
SaO_2	动脉血氧饱和度
SD	疾病稳定
SMPC	同时性多原发癌
SpO_2	血氧饱和度

缩略词	中文名称
SS	Sweet综合征
t-AML	治疗相关急性髓系白血病
TBI	全身放疗
TBIL	总胆红素
THP	吡柔比星
Thr	苏氨酸
TK	酪氨酸激酶
T-LGLL	T-大颗粒细胞白血病
TPK	胸苷激酶
TPO	促血小板生成素
TSH	促甲状腺素
URD-HSCT	无关供者造血干细胞移植
VCR	长春新碱
VDS	长春地辛
VEGF	血管内皮生长因子
VM-26	替尼泊苷
VP-16	依托泊苷
WBC	白细胞
α-HBDH	α-羟丁酸脱氢酶

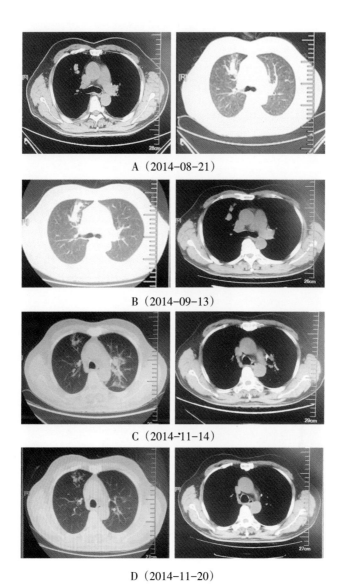

A（2014-08-21）

B（2014-09-13）

C（2014-11-14）

D（2014-11-20）

图1　病例1，胸部CT

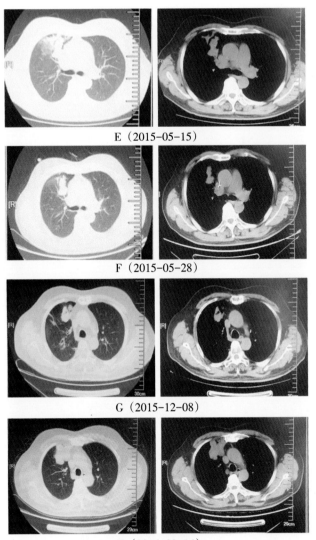

E （2015-05-15）

F （2015-05-28）

G （2015-12-08）

H （2016-03-14）

图1　病例1，胸部CT（续）

注：A.右肺团块状密度增高影，报告考虑炎性改变。B.抗感染治疗后，右肺团块较前缩小。C.双肺多发斑片状密度影。D.抗感染治疗后，双肺多发斑片状密度影较前缩小、减少。E.右肺团块状密度增高影较前增大。F.抗感染治疗后，右肺团块状密度增高影较前缩小。G.右肺上叶团块状密度增高影较前明显增大。H.右上肺团块密度增高影较前明显缩小。

2

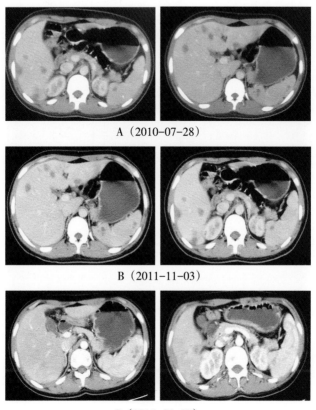

A（2010-07-28）

B（2011-11-03）

C（2011-01-27）

图2 病例2，上腹部CT

注：B.氟康唑胶囊抗感染治疗2月余，肝、脾、肾脏结节状低密度影较前无明显缩小。C.氟康唑胶囊抗感染治疗5月余，肝脏结节状低密度影较前明显缩小或消失；左侧肾脏低密度影完全消失；脾脏低密度影较前明显缩小或消失。

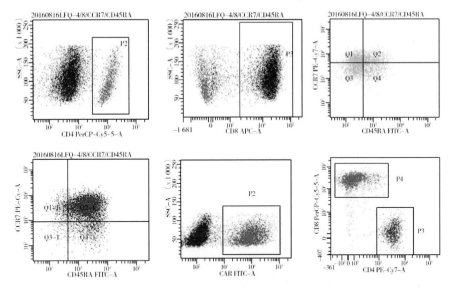

图3　病例10，回输的CD19 CAR-T细胞的免疫表型

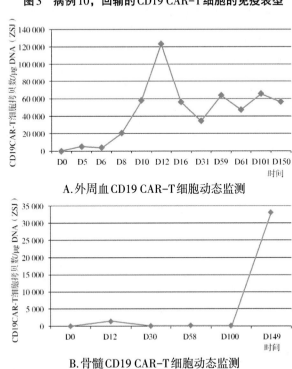

A.外周血CD19 CAR-T细胞动态监测

B.骨髓CD19 CAR-T细胞动态监测

图4　病例10，患者外周血和骨髓内CD19 CAR-T细胞的动态监测

4

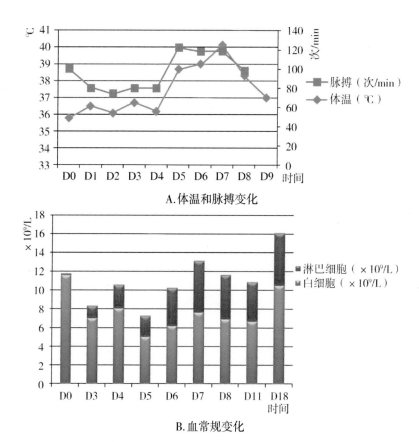

A.体温和脉搏变化

B.血常规变化

图5 病例10，CAR-T细胞回输后患者的体温、脉搏和血常规变化

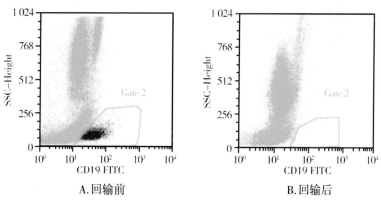

A.回输前

B.回输后

图6 病例10，CAR-T细胞回输前和回输后骨髓细胞的CD19细胞含量

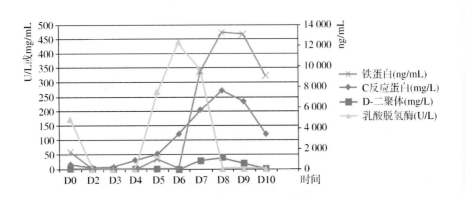

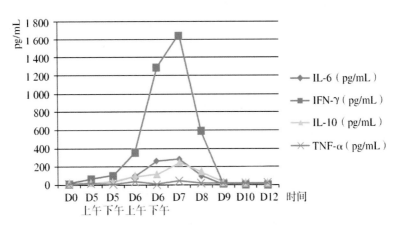

图7　病例10，CRS时各细胞因子的动态变化

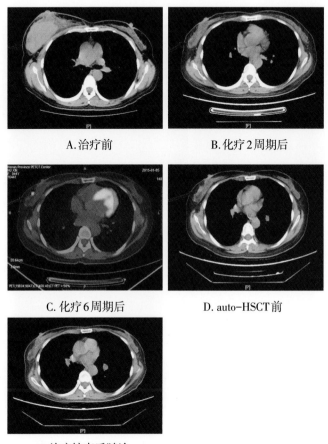

A.治疗前
B.化疗2周期后
C.化疗6周期后
D. auto-HSCT前
E.放疗结束后随诊

图8 病例13，胸部影像学

注：A.疾病治疗前增强CT示右乳巨大肿块；B.化疗2周期后，复查增强CT示右乳肿块明显缩小；C.化疗6周期后复查胸部PET-CT示右乳仍有残留病灶；D. auto-HSCT前，复查增强CT示右乳肿瘤进展；E.放疗结束后3个月复查增强CT疗效评价CR。

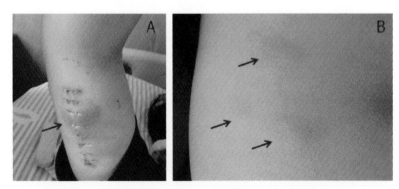

图9　病例33，右上臂（A）和胸部（B）皮肤结节

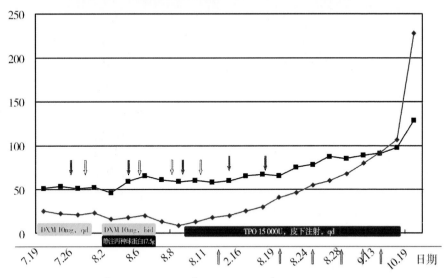

图10　病例36，诊治过程及血象变化情况